Anne Thoring

Gesundheits-Applikationen (Apps) von pharmazeutischen Unternehmen und Medizinprodukte-Herstellern

Chancen und Risiken für die Patientenkommunikation

SCHRIFTENREIHE MASTERSTUDIENGANG CONSUMER HEALTH CARE

herausgegeben von Prof. Dr. Marion Schaefer

ISSN 1869-6627

Anne Thoring

GESUNDHEITS-APPLIKATIONEN (APPS) VON PHARMAZEUTISCHEN UNTERNEHMEN UND MEDIZINPRODUKTE-HERSTELLERN

CHANCEN UND RISIKEN FÜR DIE PATIENTENKOMMUNIKATION

ibidem-Verlag
Stuttgart

Bibliografische Information der Deutschen Nationalbibliothek
Die Deutsche Nationalbibliothek verzeichnet diese Publikation in der Deutschen Nationalbibliografie; detaillierte bibliografische Daten sind im Internet über http://dnb.d-nb.de abrufbar.

Bibliographic information published by the Deutsche Nationalbibliothek
Die Deutsche Nationalbibliothek lists this publication in the Deutsche Nationalbibliografie; detailed bibliographic data are available in the Internet at http://dnb.d-nb.de.

∞

Gedruckt auf alterungsbeständigem, säurefreien Papier
Printed on acid-free paper

ISBN-13: 978-3-8382-1009-4

© *ibidem*-Verlag
Stuttgart 2016

Printed in the EU

Zusammenfassung

Gesundheits-Apps sind für viele Smartphone-User zum täglichen Begleiter geworden. Pharmaunternehmen bieten derzeit mit knapp 500 Apps noch relativ wenig Auswahl für die Patienten. Die Zielsetzung dieser Arbeit ist es, sich ein Bild über das aktuelle Angebot von Pharmaunternehmen und Medizinprodukte-Herstellern zu verschaffen. Dazu wurden im Apple Store 42 Apps von Pharmaunternehmen zur Empfängnisverhütung (15 Apps) und zu den Erkrankungen Rückenschmerzen (6 Apps), COPD (6 Apps), Reflux (3 Apps) und Allergien (12 Apps) ausgewählt. Die angebotenen Apps wurden in Bezug auf den Nutzen für die Patienten sowie auf die Kommunikationsmöglichkeiten, insbesondere für das Arzt/Apotheker-Patientengespräch, untersucht. Dazu wurde ein Kriterienkatalog erstellt, der die angegebenen Basisdaten im App-Store, Zielsetzungen der Apps wie Adhärenz oder Prävention, Produkt-und Unternehmenswerbung, Funktionen und Usability, User-Bewertungen und Qualität (Transparenzkriterien) sowie die Anforderungen an den Datenschutz und die Kommunikationsmöglichkeiten via Apps umfasst.

Die Apps in den untersuchten Kategorien zeigen, dass die Kommunikationsmöglichkeiten zwischen den Patienten, Herstellern, Ärzten und Apothekern sowie Krankenkassen noch nicht voll ausgeschöpft werden. Es werden wenige Möglichkeiten geboten, die erfassten Daten aus der App mit dem Apotheker oder Arzt zu teilen. Vor dem Herunterladen einer App, sollte sich der Anwender genau überlegen, ob diese für seine Anforderungen einen Mehrwert bietet und er diese langfristig und häufig benutzen wird.

Erkennbare Risiken für die Patienten liegen vor allem im Datenschutz. Es ist in vielen Apps nicht transparent, ob Daten während der Nutzung der App durch Dritte erhoben werden und was mit den Daten geschieht. Zudem sind 48% der untersuchten Apps seit über einem Jahr nicht mehr aktualisiert worden, was zu Fehlerquellen in der Navigation führt.

Um als Pharmaunternehmen eine App erfolgreich zu gestalten, muss diese den Bedürfnissen der Patienten und des Pharmaunternehmens gleichermaßen angepasst werden. Es sollte genau analysiert werden, welchen Nutzen die App bietet und wie sie zielgruppenspezifisch eingesetzt werden kann.

Inhaltsverzeichnis

Tabellen und Abbildungsverzeichnis

1 Einleitung

Das Smartphone hat als täglicher Begleiter auch die Art der Kommunikation stark verändert. Es ist multifunktional und dient mit seinen Apps zum Lesen, Chatten, E-mailen, Tracking oder zur Selbstorganisation. Im Sommer 2007 wurde das erste iPhone auf den Markt gebracht, welches diese neue Form der Kommunikation via mobiler Geräte einer breiten Bevölkerung zugänglich machte. Im Juli 2008 wurde dann der App Store von Apple gegründet, der dem Anwender die Individualisierung seiner Smartphone-Nutzung gemäß seinen Bedürfnissen ermöglichte (appyourself.net, 2015). Für diese Form der Individualisierung gibt es heute mehr als 1,4 Millionen Apps im Store von Apple. Für das Betriebssystem Android von Google werden sogar über 1,5 Millionen Apps allein in Deutschland angeboten. Fitness- und Gesundheits-Apps spielen dabei eine herausragende Rolle (bitkom.org, 2015). Für den Anwender wird es dabei immer schwieriger, sich im Dschungel der Apps zu orientieren und passende, seriöse App-Angebote zu finden.

Für Pharmaunternehmen und Medizinprodukte-Hersteller eröffnet sich durch den Einsatz von Apps ein neuer Weg, erweiterte Dienstleistungen zu Produkten anzubieten. Durch ihren gezielten Einsatz kann die Kommunikation zum Kerngeschäft des Unternehmens als auch die Kommunikation zwischen Patienten, Ärzten und Apothekern verändert werden. In der Entwicklung von Gesundheits-Apps müssen zusätzlich zum Datenschutz noch weitere gesetzliche Regelungen wie das Medizinproduktegesetz oder das Heilmittelwerbegesetz beachtet werden. In dieser Arbeit wurden 42 Apps aus fünf Gesundheitskategorien nach einem zuvor selbstdefinierten Kriterienkatalog untersucht. Der Kriterienkatalog wird im Kapitel 3.2 erläutert. Die Zielsetzungen und Inhalte der einzelnen Apps sind dabei sehr unterschiedlich, aber alle untersuchten Apps sind für Laien zugänglich. Sie sollen vor allem die Adhärenz fördern oder zur Prävention bzw. Risikominimierung beitragen.

Während die Patienten auf dem klassischen Weg über Broschüren beim Arzt und in der Apotheke, sowie auf Webseiten zu bestimmten Produkten und zum Krankheitsbild informiert werden, kann über den Einsatz von Apps eine Individualisierung auf die jeweiligen Bedürfnisse des Patienten erfolgen.

---

[*] Der vollständige Kriterienkatalog steht zum Download bereit unter
www.ibidem-verlag.de/downloads/9783838210094_kriterienkatalog.pdf

1

2 Ziel- und Aufgabenstellung

Ziel dieser Arbeit ist es, einen aktuellen Marktüberblick über die angebotenen Gesundheits-Apps von Pharmaunternehmen und Medizinprodukte-Herstellern zu erhalten. Es soll aufgezeigt werden, welche Unternehmen im App-Markt in den ausgewählten Kategorien vertreten sind und wie sich die Apps voneinander unterscheiden. Der für die Analyse genutzte Kriterienkatalog umfasst sieben Bereiche. Dazu gehören die im App Store aufgeführten Basisdaten, d.h. das Datum der letzten Aktualisierung, der benötigte Speicherplatz für die App und die Angaben zum Entwickler. Ferner ist die Zielsetzung der jeweiligen App im Hinblick auf Prävention, Adhärenz oder Werbung zu unterscheiden. Für den Anwendernutzen werden die Funktionen nach Indikation und Anwendungsfreundlichkeit der Apps verglichen. Qualitätskriterien zur Transparenz und die Erfüllung von Datenschutzrichtlinien gemäß gesetzlichen Vorgaben sind ebenfalls zu untersuchen. Denn die Daten, die ein Anwender in der App speichert, können auch von Pharmaunternehmen oder damit beauftragten Dienstleistern zur Zielgruppen-Analyse verwendet werden. Deshalb soll eruiert werden, ob eine solche Nutzung tatsächlich erfolgt und in den Datenschutzklauseln der Apps angegeben ist. Die Kernaufgabe ist es zu ermitteln, inwieweit Apps von Pharmaunternehmen als Kommunikationsmittel z.B. für Arzt-Patientengespräche einen Nutzen bieten können. Daraus folgend werden mögliche Chancen und Risiken durch den Einsatz der untersuchten Apps in der Kommunikation mit dem Patienten aus Sicht von Pharmaunternehmen, Patienten, Ärzten, Apothekern und zum Teil auch den Krankenkassen diskutiert.

3 Material und Methode

Die in dieser Arbeit verwendeten Apps sind im App Store von Apple ausgewählt worden, wobei das iPhone 6 mit dem aktuellem Betriebssystem iOS 9.2. verwendet wurde (Stand 30.12.2015). Dabei wurden Apps aus fünf gesundheitsspezifischen Kategorien analysiert, bei denen als Entwickler ein Pharmaunternehmen oder Medizinprodukte-Hersteller angegeben ist. Zusätzlich wurden auch Apps einbezogen, in denen ein pharmazeutischer Hersteller als Kooperationspartner angegeben ist. Alle ausgewählten Apps sind für Laien konzipiert und von ihnen uneingeschränkt nutzbar. Insgesamt sind 42 Apps analysiert worden, wobei die Untersuchung einer App zwischen 5 Minuten und 45 Minuten in Anspruch nahm.

3.1 Auswahl der Kategorien

Folgende fünf gesundheitsspezifische Kategorien wurden für die Analyse ausgewählt:

- Rückenschmerzen
- COPD (Chronisch obstruktive Lungenerkrankung)
- Refluxkrankheit
- Allergien
- Kontrazeption (Empfängnisverhütung)

Sowohl die vier Erkrankungen als auch die Empfängnisverhütung können mit einer häufigen bzw. langfristigen Medikamenteneinnahme verbunden sein. Die Suche nach einschlägigen Apps erfolgte über Stichwörter zum jeweiligen Themengebiet.

App-Kategorien	Eingabe der Stichwörter	Anzahl Apps
Rückenschmerzen	Schmerzen, Rückenschmerzen	6
COPD	COPD, Husten, Raucherhusten, Raucher-App	6
Refluxkrankheit	Reflux; Sodbrennen	3
Allergien	Allergie, Pollenallergie, Heuschnupfen, Nahrungsmittel	12
Kontrazeption	Zyklus, Verhütung, Pille	15

Tabelle 1 - Anzahl Apps pro Kategorie

3.2 Entwicklung des Kriterienkatalogs

Für die Analyse der Apps wurde ein Katalog erstellt, der folgende Kriterien umfasst:

- Basisdaten im App Store von Apple
- Zielsetzung und inhaltlicher Schwerpunkt
- Funktionen
- Usability (Nutzen und Anwendungsfreundlichkeit)
- User-Bewertungen und Qualität (Transparenzkriterien)
- Datenschutz
- Kommunikation

Unter den Basisdaten im App Store sind alle Informationen angegeben, die vor dem Herunterladen einer App ersichtlich sind. Dazu gehört der Name des Entwicklers, die Kategorie, der die App zugeordnet wurde, wie z.b. Medizin oder Gesundheit & Fitness, das Datum der letzten Aktualisierung sowie technische Daten zur Kompatibilität, Version und Größe der App. Auch die Bewertung für die Altersfreigabe und die verfügbaren Sprachen der App zählen zu den Basisdaten.

Zunächst wurde erfasst, ob die App vorrangig das Ziel einer Unterstützung bei der Adhärenz oder Prävention für die Anwender verfolgt. Zusätzlich wurde untersucht, wie viele der ausgewählten Apps Produkt- oder Unternehmenswerbung enthalten. Der Unterschied der Zielsetzungen in den ausgewählten Kategorien wurde ebenfalls miteinander verglichen. Der inhaltliche Schwerpunkt der App ist aus dem Beschreibungstext vor dem Herunterladen aus dem App Store entnommen worden.

Unter Funktionen wurde aufgeführt, wie viele und welche Funktionen eine App anbietet, wobei eine Bewertung entsprechend der jeweiligen Kategorie erfolgte. Während für Rückenschmerzen vor allem die Funktion „Tipps zur Verbesserung der Körperhaltung" relevant ist, ist bei einer Allergie die Funktion „Pollenvorhersage" von besonderer Bedeutung. Die weiteren, allgemeinen untersuchten Funktionen einer App umfassen das Tracking von persönlichen Daten, Tagebuch-Funktionen, Apotheken- oder Arztfinder, Empfang von Push-Nachrichten, Erinnerungsfunktionen oder Informationen zur Erkrankung.

Unter dem Kriterium Usability wurde untersucht, wie anwendungsfreundlich die jeweilige App ist. Die Anwendungsfreundlichkeit gibt im Zusammenhang mit den

4

Funktionen einer App Auskunft darüber, ob die App von einem Anwender leicht verstanden werden kann und ob sie auch angewendet wird. Denn eine fehlerfreie Navigation ist die Grundvoraussetzung für einen Nutzer. Ferner wurden Kriterien wie Design, Kontrast und Schriftgröße bewertet. Der Text sollte gut strukturiert und verständlich geschrieben worden sein. Für den Anwender ist auch von Bedeutung, ob eine App für die langfristige, häufige Anwendung gestaltet und eine On- und Offline-Nutzung möglich ist.

Zu den hier definierten Qualitätsmerkmalen einer App zählen ein vollständiges Impressum, Angaben zur Finanzierung, insbesondere wenn ein Pharmaunternehmen als Kooperationspartner auftritt, die Namen der Autoren sowie die Transparenz in den Quellenangaben. Die inhaltliche Freigabe der App durch einen Arzt, Apotheker oder Hersteller stellt ebenfalls ein Qualitätsmerkmal dar, weil die richtige Anwendung der App damit unterstützt wird. Eine wichtige Angabe ist auch, ob die App als Medizinprodukt gekennzeichnet wurde. Zusätzlich wurde untersucht, ob bei einer Produktwerbung für ein OTC-Arzneimittel die Packungsbeilage aufgerufen werden kann und bei Nicht-Arzneimitteln eine umfassende Beschreibung verfügbar ist. Als weiteres Qualitätskriterium wurden die von den Anwendern vergebenen Bewertungs-Sterne von 0 bis 5 im App Store herangezogen. Diese sind im Zusammenhang mit der Anzahl der Bewertungen pro App zu betrachten. Auch die Anzahl der Kommentare zu den einzelnen Apps mit dem enthaltenen Feedback helfen anderen Anwendern vor dem Herunterladen ein umfassenderes Bild von der App zu erlangen. Die Möglichkeiten, aus der App heraus Feedback zur Anwendung und zum Datenschutz zu geben, sprechen ebenfalls für die Qualität einer App.

Mit Blick auf den Datenschutz sollten die Nutzungsbedingungen und Datenschutzklausel vor dem Herunterladen der App und auch von der App aus abrufbar sein. Die Datenschutzklausel sollte einfach zu finden sein und eine Kontaktangabe des Datenschutzbeauftragten des Herstellers enthalten. Zudem sollte klar beschrieben sein, welche Daten aus der App vom Hersteller verwendet werden und auf welche anderen Funktionen im Smartphone zugegriffen wird. Zum Datenschutz gehört bei sensiblen Daten auch die Möglichkeit der zusätzlichen Passwort-Eingabe zum gesonderten Schutz der persönlichen Daten.

Im Hinblick auf die Kommunikation via App ist es wesentlich, dass die Art und vor allem die Inhalte der Kommunikation in erster Linie einen Nutzen für den Anwender generieren. Deshalb wurde untersucht, ob die erfassten Daten mit dem Arzt oder Apotheker ausgetauscht werden können. Sofern die App eine Auswertung der erfassten Daten übermitteln kann, kann diese im Arzt-Patienten-Gespräch verwendet werden. Es wurde darüber hinaus eruiert, ob es eine Möglichkeit der Interaktion mit anderen Laien oder Betroffenen gibt, vergleichbar mit Gesundheitsforen im Internet. Zur Kommunikation gehört auch, ob es über die App einfach möglich ist, den Kontakt zum Hersteller, zum Arzt oder einer Apotheke aus der App heraus herzustellen. Das kann über die vorherige Erfassung der Telefonnummer in der App oder über die Empfehlungsliste aus der App von (spezialisierten) Ärzten/Apothekern in der Umgebung erfolgen. Über soziale Netzwerke wie Twitter und Facebook kann für die App geworben und Kontakt mit dem Hersteller aufgenommen werden.

Im Anschluss an die Auswertung wurde über SimilarWeb (www.similarweb.com) zusätzlich geprüft, auf welchem Rang gemäß Downloadzahlen in der jeweiligen Kategorie die App liegt. Dies gibt einen Hinweis darauf, wie häufig die App heruntergeladen wurde. SimilarWeb bietet Daten zur Analyse von Webseiten und Mobile Apps. Die Datenbasis von SimilarWeb beruht auf verschiedenen Quellen. Das Datenvolumen, die sogenannten Rohdaten, wird durch einen Algorithmus bearbeitet, um Verzerrungen auszuschließen und wesentliche Erkenntnisse zu erhalten. Die Daten stammen aus 4 Hauptquellen. Eine Quelle ist laut eigener Aussage das größte Panel (mehrere Millionen groß) in der Industrie von Websurfern. Die Paneldaten werden von mehreren zehntausend Browser-Plug-Ins, von Desktop Software und mobilen Anwendungen gesammelt. Als zweite Datenquelle dienen lokale Internetservice-Provider (ISP) aus vielen Ländern. Die dritte Datenquelle besteht aus direkten Daten, die von zehntausenden Webseiten SimilarWeb zur Verfügung gestellt werden. Wenn direkte Daten verfügbar sind, ersetzen diese die Hochrechnungsdaten. Ebenfalls werden diese Daten verwendet, um den Algorithmus der Hochrechnungen zu optimieren. Die vierte Datenquelle sind sogenannte Web-Crawler. Diese scannen jede öffentliche Seite, um ein genaues Bild der digitalen Welt zu schaffen.

4 Marktüberblick Gesundheits-Apps

4.1 Definition Gesundheits-App

Unter dem Begriff Gesundheits-Apps werden bisher alle Apps zusammengefasst, die sich mit gesundheitsrelevanten Themen beschäftigen. Eine klare Begriffsabgrenzung existiert noch nicht. Gesundheits-Apps können aber nach Zielgruppen und Präventionsbereichen differenziert werden. Die Hauptzielgruppe sind gesunde Personen, mit oder ohne Risiko für bestimmte Erkrankungen. Die für diese Zielgruppe entwickelten Apps sollen vor allem der Gesundheitsförderung dienen (z.b. Yoga-Apps) oder die Prävention bestimmter Erkrankungen unterstützen, z.b. über Erinnerungsfunktionen oder bei der Raucherentwöhnung. Eine weitere Zielgruppe sind bereits erkrankte Personen, die Apps für die Bewältigung ihrer Krankheit benötigen (z.b. Diabetiker) sowie Angehörige, die eine hilfsbedürftige Person pflegen. Die Apps für diese Zielgruppe sowie Apps für medizinisches Fachpersonal können auch als Medizin-Apps bezeichnet werden. Zusätzlich gibt es noch die Kategorie der Medizinprodukte-Apps, die nach dem Medizinproduktgesetz definiert ist (Kramer, 2015).

Im Apple App Store ist die Unterscheidung zwischen Gesundheits-Apps, Medizin-Apps oder Medizinprodukte-Apps nicht eindeutig. Ausgewiesen sind aber 21 Kategorien, in denen eine App platziert werden kann. Für Gesundheits-Apps sind die Bereiche Medizin oder Gesundheit & Fitness naheliegend. Rein technisch gesehen ist es auch möglich, eine App in zwei Kategorien einzuordnen. Ziel eines Herstellers, der seine Produkte über eine App vermarkten will, ist es vor allem, dass die relevante Zielgruppe die App schnell finden kann. Deshalb wird meist so kategorisiert wie der Verwender seine Suche starten würde, um die App in den Suchergebnissen erscheinen zu lassen. Zusätzlich wird mit Schlüsselwörtern gearbeitet, die etwas über den Inhalt der App aussagen sollen und so die Auffindbarkeit erhöhen. Gesundheits-Apps können aber je nach Schwerpunkt ebenfalls in der Kategorie Wetter, Spiele oder anderen Kategorien auftauchen. Ein Beispiel sind die so genannten Pollentracker. Diese sind überwiegend unter der Kategorie Wetter zu finden. Ob eine Gesundheits-App nun im App-Store unter Medizin oder Gesundheit & Fitness zu finden ist, liegt einerseits am Inhalt der App, ist aber auch eine Entscheidung des Herstellers.

Um eine App zur Nutzung anzubieten, wird der dazugehörige Datensatz vom Hersteller in den App Store eingegeben. Alle Apps müssen z.B. über eine Altersfreigabe verfügen. Diese liegt zwischen 4 Jahren und 17 Jahren. Mithilfe einer Liste von Inhaltsbeschreibungen wird festgestellt, wie häufig und wie ausgeprägt z.b. medizinische oder behandlungsorientierte Inhalte in der App vorkommen. Gelegentlich vorkommende medizinische oder behandlungsorientierte Inhalte oder gelegentlich vorkommende dezente Hinweise auf den Gebrauch von Alkohol, Tabak oder Drogen, sind ab 12 Jahren zugelassen. Apple überprüft die Daten zur Freigabe in seinem Store (developer.apple.com, 2015).

4.2 Marktgröße und Marktpotential von Gesundheits-Apps

Weltweit gibt es über 2,2 Millionen aktiv angebotene Apps im Apple Store. Der größte Anteil der verfügbaren Apps sind dabei aber nicht Gesundheits-Apps, sondern Spiele (526.194; entspricht 23,07%). Gesundheits-Apps sind unterteilt in 67.553 Health & Fitness Apps (entspricht 2,96%) und 45.382 Medical Apps (entspricht 1,99%) (pocketgamer.biz, 2016). Somit entfallen auf Gesundheits-Apps zusammen bisher nur knapp 5% des Marktvolumens.

Bei den Gesundheits-Apps, die gratis angeboten werden, machen die Diät- und Kalorientracker mit 37% den größten Anteil aus. Danach folgen die Fitness-Apps (34%), Tracking allgemein (12%), Raucherentwöhnung (5%) und Frauengesundheit (5%). Bei den kostenpflichtigen Apps liegen die Fitness-Apps mit einem Anteil von 42% an der Spitze, gefolgt von den Kalorienzählern mit 21% (Research2guidance, 2013).

Gesundheits-Apps bieten ein großes Potential für die Zukunft. Der technologische Fortschritt und die verbesserte Infrastruktur für mobile Anwendungen ermöglichen dem Nutzer einen schnellen und bequemen Zugang zum Netz unterwegs und zuhause. Allein 57% der deutschen Hobbysportler nutzen das Smartphone schon heute beim Sport in Verbindung mit einer Fitness-App.

Immer mehr Nutzer verwenden mittlerweile ihr Smartphone auch für Gesundheitsangebote und treiben somit die Digitalisierung des Gesundheitswesens voran. Das steigende Gesundheitsbewusstsein und die hohe Zahlungsbereitschaft für Fitness und Gesundheit bieten gleichzeitig die Plattform für neue Produkte. Die derzeit digital erfolgreichsten Gesundheitsleistungen sind ausschließlich privat finanzierte Apps (Gentner, 2014).

Das Gesundheitssystem in Deutschland ist aber noch weit entfernt von einem vollständig digitalisierten Markt. Vielmehr sollte angestrebt werden, das digitale Gesundheitssystem mit dem traditionellen Gesundheitssystem zu vernetzen.

Die digitale Überwachung von Vitaldaten per App oder Wearable bietet für chronisch Kranke oder gesundheitsbewusste Menschen einen deutlich erkennbaren Mehrwert. Wearables sind direkt am Körper getragene Geräte, wie z.b. Uhren, die über Sensoren körperliche Daten aufzeichnen und diese an das Smartphone übertragen können (Bsp. Apple Watch).

Der Einbezug von Ärzten und Apothekern in den digitalisierten Markt ist deshalb ein wichtiger Schritt für die Vernetzung der Gesundheitssysteme (Gentner, 2014).

Zur Förderung der Adhärenz mit Hilfe von speziell entwickelten Apps könnten Apotheker gezielt Apps denjenigen Patienten empfehlen, bei denen sie wissen, dass diese eine entsprechende Hilfestellung benötigen. Es ist durchaus vorstellbar, dass Apotheker mehr und mehr mit den in den Apps gesammelten Daten der Patienten konfrontiert werden, die sie für die Beratung zu Medikationsplänen und dem Medikationsmanagement nutzen könnten. Auch eine „Verschreibung" von Apps durch den Arzt ist denkbar. In einer Umfrage von Digitas Health mit 2000 chronisch kranken Patienten und Pflegenden kam heraus, dass 90% von ihrem Arzt ein Angebot für eine mobile App annehmen würden. Viele Patienten wünschen sich demnach neue Wege, um ihre Erkrankung täglich besser managen zu können und nicht nur Medikamente nehmen zu müssen. Auch wenn nur 50% der chronisch kranken Patienten die verschriebene App tatsächlich nutzen würden, ist das Potential für Apps sehr groß. Voraussetzung dazu ist jedoch, dass Apotheker und Ärzte ihre Kenntnisse und ihr Wissen zu mobilen Lösungen ständig aktualisieren, um den Patienten bei der Nutzung beratend zur Seite zu stehen (Dombi, 2013).

Ein weiteres Beispiel beim Einsatz von Gesundheits-Apps sind Bonuspunkte für eine gesunde Lebensweise. Krankenkassen zahlen zum Beispiel für die aktive Prävention von Erkrankungen Zuschüsse für Fitnesskurse und teilweise auch schon für Wearables. Auch Walgreens, als führende Apothekenkette in den USA, bietet ein Motivations-Programm, bei dem die Kunden Bonuspunkte für zukünftige Einkäufe erhalten, wenn sie bestimmte Apps und Wearables erfolgreich verwenden und damit eine gesündere Lebensweise nachweisen können (Erickson, 2014). Der Teilnehmer des Bonusprogrammes erhält z.B. 20 Bonuspunkte, wenn er eine Meile läuft oder für die regelmäßige Eingabe seiner Gewichtsdaten (walgreens, 2016).

Ein nicht zu unterschätzendes Potential beim Einsatz von Apps liegt auch in der Gewinnung von Patientendaten sowie der Erkennung von möglichen individuellen

Ansätzen zur Adhärenz Förderung. Auch die Motivation zur Prävention und Kommunikation mit den Ärzten und Apothekern kann über eine App-Nutzung gefördert werden. Ob dadurch Kosteneinsparungen für das Gesundheitssystem erzielt werden können, muss in entsprechenden Studien belegt werden. Generell kann man aber davon ausgehen, dass Apps für chronische Erkrankungen, wie z.b. Diabetes oder mit Medizinprodukten verknüpfte Apps, in Zukunft eine größere Rolle spielen werden.

4.3 Daten zur Nutzung von Smartphones

79,5% der Deutschen nutzen bereits das Internet für Informationsbeschaffung und Kommunikation, davon 55% auch mobil via Smartphone bzw. Tablet. Das entspricht 30,7 Millionen Menschen in Deutschland, die mindestens gelegentlich das Internet mobil nutzen. 23% nutzen es sogar täglich. Die größte Gruppe der täglichen mobilen Nutzer sind die 14-29 Jährigen, jedoch ohne Steigerung zum Vorjahr. Diese Altersgruppe hat das mobile Netz schon in den Alltag integriert, sodass weniger Wachstum möglich ist. Eine Steigerung in der Internetnutzung von unterwegs ist lediglich bei den 30-49 Jährigen festzustellen (Frees, 2015).

	täglich genutzt					zumindest selten genutzt				
	2011	2012	2013	2014	2015	2011	2012	2013	2014	2015
Gesamt	8	12	21	22	23	20	23	41	50	55
Männer	11	14	25	22	25	26	27	46	52	55
Frauen	5	11	18	22	20	13	20	36	47	54
14-29 J.	14	25	44	48	48	31	42	66	75	81
30-49 J.	8	11	20	20	23	19	21	44	52	63
50-69 J.	3	4	6	6	6	9	11	21	30	32
ab 70 J.	0	1	0	0	2	3	6	9	14	15

Tabelle 2 - Internetnutzung unterwegs 2011 bis 2015 (in %)

Erhoben wurden diese Daten bei deutschsprachigen Onlinenutzern ab 14 Jahren (2011: n=1 319; 2012: n=1 366; 2013: n=11 389; 2014: n=1 434; 2015: n=1 432). Quelle: ARD/ZDF-Onlinestudien 2011-2015 (Frees, 2015)

74% der Smartphone-User haben neben den Standard-Apps zusätzliche Apps auf ihr Smartphone heruntergeladen (Bitkom Research, 2015). Im Durchschnitt sind 30 Apps auf einem Smartphone installiert, die durchschnittlich 30 Stunden und 15 Minuten pro Monat genutzt werden. Die Altersgruppe der 25-44 Jährigen nutzt die größte Anzahl an Apps pro Monat (29 Apps im Durchschnitt), während die Altersgruppe der 18-24 Jährigen die meiste Zeit für die Nutzung der Apps aufbringt (37

Stunden, 6 Minuten). Jedoch nutzt auch die Generation 55+ noch 22 verschiedene Apps im Durchschnitt und verbringt damit mehr als 22 Stunden pro Monat (Nielsen, 2014).

Insgesamt nutzen 36% der Smartphone-User mindestens eine ihrer installierten Apps täglich. 17% der meist vorinstallierten Apps werden gar nicht verwendet (Frees, 2015).

	Gesamt	14-29 J.	30-49 J.	ab 50 J.
täglich	36	58	41	15
wöchentlich	11	17	11	8
monatlich	1	2	2	0
seltener	6	3	8	5
nie	17	10	18	19
kein Smartphone	29	10	20	53

Tabelle 3 - Nutzungsfrequenz Smartphone-Apps 2015 (in %)

Erhoben wurden diese Daten bei deutschsprachige Onlinenutzern ab 14 Jahren (n=1 432). Quelle: ARD/ZDF-Onlinestudie 2015 (Frees, 2015)

Smartphone-Nutzer surfen mehr im Internet als stationäre Nutzer. Sie verbringen im Durchschnitt 158 Minuten am Tag im Internet. Diese Zeit wird für die Informationssuche, Emails, Kommunikation innerhalb von Communities, Suchmaschinen und Wetterdienste verwendet. Die mobilen Anwender gehen an durchschnittlich 6,3 Tagen pro Woche ins Internet, im Vergleich zum stationären Nutzer mit 5,1 Tagen (Frees, 2015).

Der Smartphone-Anteil mit dem Betriebssystem Android liegt in Deutschland bei 73,7%, der Anteil von iOS (Apple) bei 17,5% und der Windows-Anteil bei 7,6% (Stand September 2015) (Kantar Worldpanel, 2015). In der Schweiz ist der Anteil der iOS Nutzer deutlich höher. Hier verwenden knapp 45% das iOS Betriebssystem und 47% das Android Betriebssystem (Müller & Consulting, 2015). Aus diesem Grund dient die Schweiz häufig als Testmarkt für neu entwickelte iOS-Apps.

4.4   App-Entwickler im Gesundheitsbereich

Die meisten Health Apps werden von jungen IT-Unternehmen angeboten (48%). Diese Unternehmen kommen ursprünglich nicht aus dem klassischen Healthcare-Sektor, haben sich jedoch medizinisches Wissen angeeignet. Pharmaunternehmen machen mit einem Anteil von 5% und Medizintechnik-Unternehmen mit einem Anteil von 6% nur einen kleinen Teil der App-Entwickler bzw. -anbieter aus. Die Motive für die Erstellung einer Health-App liegen überwiegend in der Hilfestellung für Patienten (53%), gefolgt von Kostenreduktion/Effizienzsteigerung (48%), Markenbekanntheit/Image (45%) und Umsatz (44%). Der durchschnittliche Entwickler beschäftigt ca. 100 Angestellte und baut sein Geschäft und seine medizinische Expertise weiter aus. Nur wenige Unternehmen erzielen derzeit mit ihren Health Apps Gewinn (Research2guidance, 2015).

Auch die führenden Technologie-Unternehmen wie Apple mit dem Apple Health Kit für das iPhone und Google mit Google Fit für Android Geräte zeigen verstärkt Präsenz und Innovationen im Healthcare Sektor.

4.5 Pharmaunternehmen im Markt mit Gesundheits-Apps

Seitens der Pharmaunternehmen gibt es ca. 250 Apps für iOS und Android-Systeme, die überwiegend für chronische Erkrankungen entwickelt wurden. Die meisten dieser Apps verzeichnen allerdings weniger als ein paar Tausend Downloads. Sanofi-Aventis kann als einziges Pharmaunternehmen bei seinen Apps mehr als eine Million Downloads verzeichnen, was im Verhältnis zu den Top Apps immer noch sehr gering ist. Pharma-Apps spielen demnach bisher eine untergeordnete Rolle bei den Gesundheits-Apps. Hierzu sind von Research2guidance drei Gründe genannt worden. Zunächst ist dies die fehlende Adaption von Best Practise Apps. Best Practise Apps, welche täglich verwendet werden, sind für Nutzer interessant, weil sie Spiele und Verbindungen zu sozialen Medien enthalten und innovativ sind. Sie sind so aufgebaut, dass sie leicht zu verstehen sind und ein ansprechendes Design aufweisen. Die Funktionen haben einen direkt erkennbaren Nutzen für die Verwender.

Der zweite Grund ist der zu geringe Fokus auf die wichtigen App-Kategorien. Die meisten vorhandenen Pharma-Apps konzentrieren sich ausschließlich auf bestimmte Funktionen ihrer Kernkompetenzen und schließen sich damit von den größeren App-Märkten wie Spiele oder Fitness- und Wellness-Apps aus.

Der dritte genannte Grund ist die oft fehlende Verbindung der Apps zu den Produkten des Pharmaunternehmens. Apps können dazu beitragen, dass die Adhärenz des Patienten steigt und die Ärzte die Produkte des Unternehmens verschreiben. Wenn die App mit dem Produkt verbunden ist, können Unternehmen direkt mit den Patienten und Ärzten kommunizieren (Aneculaesei, 2013).

Der Einsatz von Apps ermöglicht neue Marketing-Konzepte, Informationsvermittlung oder auch eine einfachere Rekrutierung von Teilnehmern an einer klinischen

Studie. Patienten informieren sich mehr und mehr über Apps und Online-Communities zu Erkrankungen oder tauschen sich mit pflegenden Angehörigen aus, z.B. bei Demenzerkrankungen.

Pharmaunternehmen werten die gewonnenen Daten aus und erhalten wertvolle Informationen für den Launch neuer Produkte, Wirkungen des Medikaments oder Nebenwirkungsmeldungen. Auch können Modelle wie die Medikamentenzahlung der Krankenkassen basierend auf Adhärenz oder Lebensweise des Patienten möglich sein (David Champagne, 2015).

Pharmaunternehmen unterscheiden sich in der App-Entwicklung von IT Unternehmen. Es gibt bereits Apps für Ärzte (z.B. Online-Schulungen), Apps zu Kongressen als Orientierungshilfe, unternehmensinterne Apps sowie Patienten-Apps. In der Kommunikation zu den Patienten sind die Hersteller jedoch gesetzlich eingeschränkt. Die 12 größten Pharmaunternehmen weltweit haben insgesamt nur 497 Apps entwickelt. Die Anzahl der Downloads der Apps ist im Vergleich zu den Top-Apps im Gesundheitsbereich sehr gering. Viele Apps sind nur für einzelne Märkte erhältlich und nicht global einsetzbar. Pharmaunternehmen sollten deshalb ihre aktuelle App-Strategie überdenken und auch Möglichkeiten als Investor für Start-ups, Inkubator (Unterstützer von Gründerzentren), App-Aggregator (Zusammenführen von App-Daten) oder als Daten-Anbieter die Chance ergreifen, im digitalen Markt eine relevante Rolle einzunehmen (Research2guidance, 2015).

5 Rechtliche Rahmenbedingungen für die Entwicklung von Apps

Für die Entwicklung von Apps sind verschiedene gesetzliche Regelungen Schutz des Anwenders zu beachten. Dazu zählen das Heilmittelwerbegesetz (HWG, 2015), das Medizinproduktegesetz (MPG, 2015) und für den Datenschutz das Bundesdatenschutzgesetz (BDSG, 2015) sowie das Telemediengesetz (TMG, 2015). Je nach Zielstellung der App kann auch das Gesetz gegen unlauteren Wettbewerb (UWG, 2016) zu beachten sein.

5.1 Heilmittelwerbegesetz (HWG)

Sofern die Gesundheits-App als Werbeinstrument genutzt wird bzw. ein Medizinprodukt ist, muss seitens des Entwicklers das Heilmittelwerbegesetz beachtet werden. Das Heilmittelwerbegesetz regelt die Werbung von Arzneimitteln oder Medizinprodukten oder anderen Mitteln, Verfahren, Behandlungen und Gegenständen, soweit sich die Werbeaussage auf die Erkennung, Beseitigung oder Linderung von Krankheiten, Leiden, Körperschäden oder krankhaften Beschwerden oder auf die Veränderung des menschlichen Körpers ohne medizinische Notwendigkeit bezieht. Für die Entwicklung und Gestaltung einer App sind demnach die gleichen Grundsätze zu beachten wie bei der Gestaltung einer Webseite oder gedruckter Information.

Gemäß §4 Abs. 1 des HWGs müssen die Pflichtangaben sowohl bei Fachkreisen als auch bei der Publikumswerbung aufgeführt werden. Zu den Pflichtangaben gehören der Name und Sitz des pharmazeutischen Unternehmers, Bezeichnung des Arzneimittels, die Zusammensetzung des Arzneimittels, Anwendungsgebiete, Gegenanzeigen und Nebenwirkungen. Wenn sich die Werbung an Laien wendet, ist es zwingend, dass der Satz „Zu Risiken und Nebenwirkungen lesen Sie die Packungsbeilage und fragen Sie Ihren Arzt oder Apotheker" gut lesbar dem Produkt zugeordnet und von den anderen Werbeaussagen abgegrenzt aufgeführt wird. Zusätzlich müssen für Publikumswerbung die Bezeichnung des Arzneimittels, Anwendungsgebiete, ggf. Warnhinweise angegeben werden. Bestimmte Angaben nach §4 Abs. 1 Nr. 1, 3, 5, 6 können hingegen entfallen. Für verschreibungspflichtige Produkte ist eine Laienwerbung grundsätzlich nicht zulässig. Für verschreibungspflichtige Produkte, wie beispielsweise bei den Kontrazeptiva, ist es jedoch möglich, den Namen des Produktes aufzuführen, jedoch nur wenn dieser über die aktive Suche des Patienten gefunden wird (= so genannter Pull-Dienst). Für weiterführende Informationen wird an den Arzt verwiesen. Es dürfen keine Angaben gemacht werden, die einen Werbecharakter haben. (EUGH, Urteil vom 5. Mai 2011, Rechtssache C-316-09).

Die Abgrenzung zwischen Fachwerbung und Publikumswerbung ist besonders relevant, da es für verschreibungspflichtige Arzneimittel verboten ist, außerhalb eingeschränkter Fachkreise zu werben.

Unzulässig ist eine irreführende Werbung, die in §3 des HWG erläutert wird. Diese liegt zum Beispiel vor, wenn eine Erfolgszusage gemacht wird oder dem Medikament eine Wirksamkeit zugesprochen wird, die es nicht hat. Das kann auch für eine Indikation gelten, in der das Medikament nicht zugelassen ist.
Wichtig ist auch der §11 des HWG für Werbeverbote. Es darf zum Beispiel nicht mit Empfehlungen von Fachkreisen oder Prominenten geworben werden, da diese zum verstärkten Arzneimittel-Gebrauch anregen können.
Auch darf mit der Wiedergabe von Krankengeschichten nicht geworben werden, da diese zu einer falschen Selbstdiagnose verleiten können. Die bildliche Darstellung, zum Beispiel über Vor- und Nachher-Bilder, die in missbräuchlicher, abstoßender oder irreführender Weise Veränderungen des menschlichen Körpers, auf Grund von Krankheiten oder Schädigungen oder die Wirkung eines Arzneimittels im menschlichen Körper oder in Körperteilen verwendet, ist ebenfalls verboten. Auch Werbeaussagen, die Angstgefühle hervorrufen oder ausnutzen, sind nicht zulässig.
Äußerungen Dritter, insbesondere mit Dank-, Anerkennungs- oder Empfehlungsschreiben, oder mit Hinweisen auf solche Äußerungen, wenn diese in missbräuchlicher, abstoßender oder irreführender Weise erfolgen, sind nicht zulässig. Wenn sich eine App mit Produkt- oder Imagewerbung explizit an Kinder wendet, ist dies laut § 11 des HWG ebenfalls nicht zulässig. Für Medizinprodukte gilt Satz 1 Nr. 7 bis 9, 11 und 12 entsprechend. Die vergleichende Werbung mit einem anderen Arzneimittel ist außerhalb der Fachkreise untersagt.
Diese Aufzählung ist nicht vollständig und stellt nur Beispiele dar, die bei der Gestaltung von Apps pharmazeutischer Hersteller zu beachten sind.

5.2 Medizinproduktgesetz (MPG)

Medizinprodukte sind Instrumente, Apparate, Vorrichtungen, Software, Stoffe und Zubereitungen aus Stoffen oder anderen Gegenständen, die eine medizinische Zweckbestimmung haben und deren bestimmungsgemäße Hauptwirkung im oder am menschlichen Körper weder durch pharmakologisch oder immunologisch wirkende Mittel, noch durch Metabolismus erreicht wird. (§3 MPG) Zweck dieses Gesetzes ist es, den Verkehr mit Medizinprodukten zu regeln und dadurch für die Sicherheit, Eignung und Leistung der Medizinprodukte sowie die Gesundheit und den erforderlichen Schutz der Patienten, Anwender und Dritter zu sorgen. Zubehör von

Medizinprodukten wird als eigenständiges Medizinprodukt behandelt. Für eine behördliche Abgrenzung von Medizinprodukten ist nicht nur die Zweckbestimmung, sondern auch die Gebrauchsinformation und Werbematerialien, wie z.b. App Store Informationen zum Produkt, entscheidend. Eine App kann als Stand-alone-Software ein eigenständiges, aktives Medizinprodukt sein (Richtlinie 93/42 EWG) Dafür ist die medizinische Zweckbestimmung gemäß §3 MPG ausschlaggebend:

- Erkennung, Verhütung, Überwachung, Behandlung oder Linderung von Krankheiten
- Erkennung, Überwachung, Behandlung, Linderung oder Kompensierung von Verletzungen oder Behinderungen
- Untersuchung, Ersetzung oder Veränderung des anatomischen Aufbaus oder eines physiologischen Vorgangs
- Empfängnisregelung

Zusammenfassend bedeutet dies, dass eine Stand-alone-Software, die Einfluss auf Daten und Informationen z.b. über Berechnungsfunktionen, Diagnose, Messung oder Überwachung hat, auf eine Einstufung als Medizinprodukt hindeutet. Diese Funktionen können für den Anwender eine Entscheidungsunterstützung bezüglich therapeutischer Maßnahmen bieten oder die Berechnung von Medikamentendosierungen ermöglichen (BfARM, 2015). Eine reine Datenspeicherung, also das persönliche Erfassen von Daten wie Fitnessdaten oder Ernährungsdaten ohne medizinische Zweckbestimmung des Herstellers, führt nicht zu einer Einstufung als Medizinprodukt.

Gemäß Richtlinie 93/42/EWG werden Medizinprodukte je nach Anwendungsort am menschlichen Körper, Anwendungsdauer und Technik in verschiedene Klassen von I, IIa, IIb und III eingeteilt. Zur Bestimmung der Klasse gibt es Anwendungs- und 18 Klassifizierungsregeln.

Medizinprodukte der Klasse I sind z.b. Bandagen oder Fieberthermometer, Klasse IIa sind z.b. Ultraschallgeräte, Klasse IIb sind Kondome und Überwachungsmonitore, Klasse III sind Implantate , wie z.b. Hüftimplantate.

Bei der Risiko-Klassifizierung einer Stand-alone-Software sind die Definitionen 9, 10, 12 und 14 der Klassifizierungsregeln sowie die Anwendungsregel 2.3 gemäß Anhang IX Abschnitt I Nr. 1 der Richtlinie 93/42/EWG zu beachten.

16

Medical Apps auf Smartphones und Tablets gehören in den meisten Fällen gemäß Regel 12 („Alle anderen Produkte werden der Klasse I zugeordnet") der Definitionen für Klassifizierungen zur Risikoklasse I. Sofern es sich um Medizinprodukte zur Diagnose oder Kontrolle von Vitalfunktionen (z.B. Herzfunktion) handelt, kommen ggfs. die Klassen IIa oder IIb in Frage (BfARM, 2015).

Medizinprodukte dürfen nur in den Verkehr gebracht und in Betrieb genommen werden, wenn sie die grundlegenden Anforderungen gemäß eines Konformitätsbewertungsverfahrens erfüllen und mit einem CE-Kennzeichen versehen sind.

Für Medizinprodukte der Klasse I prüft der Hersteller die Sicherheit und Leistungsfähigkeit (Selbstzertifizierung), bei den Klasse IIa bis III wird von der benannten Stelle die Sicherheit und Leistungsfähigkeit geprüft, bevor das Medizinprodukt eine CE-Kennzeichnung erhält. Das CE-Kennzeichen ist die sichtbare Bestätigung, dass das Konformitätsbewertungsverfahren durchgeführt wurde. Laut §7 MPG müssen Medizinprodukte bestimmte Anforderungen im Hinblick auf Qualität, Sicherheit und Unbedenklichkeit sowie Zweckbestimmung erfüllen.

5.3 Telemediengesetz (TMG)

Nach § 1 Abs. 1 TMG werden unter Telemedien "alle elektronischen Informations- und Kommunikationsdienste" verstanden. In diese Definition fallen auch alle Apps. Nach § 5 TMG haben Dienstanbieter von Apps im Impressum für geschäftsmäßige, in der Regel gegen Entgelt angebotene Telemedien bestimmte Angaben leicht erkennbar, unmittelbar erreichbar und ständig verfügbar zu halten. Es muss dem Anwender der App möglich sein, eine schnelle elektronische Kontaktaufnahme und unmittelbare Kommunikation herzustellen (TMG §5 (1) Abs. 2)

Der Anwender ist durch den App-Anbieter bereits zu Beginn des Nutzungsvorgangs über Art, Umfang und Zweck der Erhebung und Verwendung personenbezogener Daten zu informieren (vgl. § 13 Abs. 1 TMG).

Eine frühzeitige Verankerung dieser Datenschutzhinweise ist in dem Moment, in dem die App in einem App Store eingestellt wurde, möglich. Somit sind die Datenschutzhinweise ersichtlich, bevor die App vom Anwender installiert werden kann oder auch vor dem eigentlichen Start der App auf dem Gerät des Anwenders. Der Anwender muss jederzeit die Datenschutzerklärung abrufen können, sodass eine weitere Verankerung in der App zwingend erforderlich ist. Diese muss leicht auffindbar sein. Innerhalb der App kann so z.B. ein Informationsbutton für rechtliche Fragen, Datenschutzhinweise oder Nutzungsbedingungen eingebaut werden. Wesentliche Inhalte der Datenschutzerklärung sind die Kontaktinformationen des Anbieters (Firmensitz), Beschreibung der Datenarten, die von der App erhoben werden (z.B. Standortdaten, Netzkommunikation, Kalender, Adressbuch, etc.), Erläuterung der Zwecke, für die diese Daten erhoben werden, Speicherdauer, Bezeichnung etwaiger Dritter, an die Nutzerdaten übermittelt werden, und der Zweck der Übermittlung an Dritte (Düsseldorfer Kreis, 2014). Personenbezogene Daten zur Bereitstellung des Telemedienangebots dürfen nur erhoben und verwendet werden, soweit dieses Gesetz oder eine Rechtsvorschrift, die sich ausdrücklich auf Telemedien bezieht, es erlaubt oder eine Einwilligung des Nutzers vorliegt (vgl. § 12 Abs. 1 TMG).

Eine Einwilligung kann gegenüber dem Telemedienanbieter elektronisch erfolgen, wenn die Vorgaben des § 13 Abs. 2 und Abs. 3 TMG eingehalten werden. Die Vorgaben erfordern, dass:

- der Nutzer seine Einwilligung bewusst und eindeutig erteilt hat
- die Einwilligung protokolliert wird
- der Nutzer den Inhalt der Einwilligung jederzeit abrufen kann
- der Nutzer die Einwilligung jederzeit mit Wirkung für die Zukunft widerrufen kann

Die Einwilligung muss freiwillig durch den Nutzer abgegeben worden sein.

Während das TMG für den Umgang mit Daten auf der Dienstebene anzuwenden ist, d.h. für Daten, die für die Bereitstellung des Dienstes erhoben und verwendet werden, gilt das BDSG als allgemeines Datenschutzgesetz und ist damit für die Inhalte zwischen Anwender und Anbieter bindend. Zu den Daten gemäß TMG zählen die Bestandsdaten (vgl. § 14 TMG), aber auch die Nutzungsdaten (vgl. § 15 TMG). Als Nutzungsdaten werden gem. § 15 Abs. 1 TMG personenbezogene Daten bezeichnet, die erforderlich sind, um die Inanspruchnahme des Dienstes zu ermöglichen. Das sind insbesondere:

• Merkmale zur Identifikation des Nutzers
• Angaben über Beginn und Ende sowie über Umfang der jeweiligen Nutzung
• Angaben über die vom Nutzer in Anspruch genommenen Dienste von Telemedien

Zu den Nutzungsdaten zählen somit alle personenbezogenen Daten, welche notwendigerweise zur Nutzung der App durch den Dienstanbieter erhoben und verwendet werden müssen, wie z.B. die IP-Adresse oder ggf. Standortdaten. Für die genaue Pollenvorhersage durch eine App sollten zum Beispiel nachvollziehbar Standortdaten für diesen konkreten Zweck erhoben und verwendet werden. Für die Erbringung des eigentlichen Dienstes ist die Erhebung und Verwendung dieser Nutzungsdaten deshalb zulässig. Davon zu unterscheiden sind jedoch zusätzliche inhaltliche bzw. persönliche Angaben, die durch die App beim Anwender abgefragt werden. Für diese Daten gelten in der Regel die allgemeinen Datenschutzgesetze (im nicht-öffentlichen Bereich das BDSG) (Düsseldorfer Kreis, 2014), insbesondere wenn sie im Interesse oder im Auftrag Dritter ausgewertet werden sollen.

Nach § 15 Abs. 3 TMG ist allerdings die Erstellung von Nutzungsprofilen auf der Basis von Nutzungsdaten für Zwecke der Werbung, der Marktforschung und zur bedarfsgerechten Gestaltung von Telemedien unter Pseudonym erlaubt, solange der Nutzer nicht widerspricht. Er ist deshalb aktiv auf sein Widerspruchsrecht hinzuweisen.

Berechtigt zur Erstellung pseudonymer Nutzerprofile zu Werbezwecken sind nur der Dienstanbieter selbst oder seine Auftragnehmer. Die Verwendung von Nutzungsdaten durch Dritte kann nicht auf diese Regelungen gestützt werden. Zum Zwecke der Marktforschung anderer Dienstanbieter dürfen anonymisierte Nutzungsdaten übermittelt werden (§15 Abs. 5 S. 3 TMG).

Eindeutige Geräte-Adressen oder auch die IP-Adresse stellen kein Pseudonym dar. Diese Daten dürfen nicht in das Nutzungsprofil einfließen, da die Zusammenführung pseudonymer Nutzungsprofile mit Daten über den Träger des Pseudonyms unzulässig ist (Verstoß gegen § 15 Abs. 3 S. 3 TMG, § 13 Abs. 4 Nr. 6 TMG) (Düsseldorfer Kreis, 2014).

5.4 Bundesdatenschutzgesetz (BDSG)

Zu den Prinzipen des Datenschutzes bei der Erfassung personenbezogener Daten gehören zusammengefasst sieben Punkte.

Prinzipien des Datenschutzes	Erläuterung
Einwilligungsvorbehalt	Der Anwender der App muss im Vorfeld seine Erlaubnis zur Erfassung der Daten geben.
Gesetzesvorbehalt	Einschränkung eines Grundrechts unmittelbar durch ein Gesetz.
Datensparsamkeit	Es soll nur das Nötigste an Daten erhoben werden (Minimalprinzip).
Anonymisierung	Veränderung personenbezogener Daten soweit, dass der wirtschaftliche Nutzen geringer ist als der Aufwand die Daten zu entschlüsseln.
Pseudonyme	Ersetzen des Namens und anderer Identifikationsmerkmale.
Verschlüsselung	Klartextdaten werden durch Geheimtextdaten unkenntlich gemacht.
Zwecktreue	Daten dürfen nur zum eingewilligten Zweck verwendet werden.

Tabelle 4 - Prinzipien des Datenschutzes

App-Anbieter, die personenbezogene Daten automatisiert verarbeiten, haben einen Beauftragten für den Datenschutz schriftlich zu bestellen (§4 BDSG).

Verantwortlich für den Datenschutz ist der App-Anbieter, egal ob er die personenbezogenen Daten für sich selbst erhebt oder andere damit beauftragt. Auch wenn der Anbieter die App nicht selbst entwickelt hat, sondern nur anbietet, bleibt er für den Datenschutz verantwortlich (vgl. § 3 Abs. 7 HS. 1 BDSG).

Das BDSG findet im Gegensatz zum TMG Anwendung, wenn es um inhaltliche Daten bei der Nutzung einer App geht. Dazu zählt beispielsweise auch der Zugriff auf die inhaltlichen Daten des Smartphones, z.B. eingegebene Termine im Kalender sein oder auch gespeicherte Adressen. Gemäß § 3 Abs. 1 BDSG sind personenbezogene Daten Einzelangaben über persönliche oder sachliche Verhältnisse einer bestimmten oder bestimmbaren natürlichen Person und damit Informationen, die direkt oder mit Hilfe von Zusatzwissen auf eine Person zurückgeführt werden können. Ein Beispiel dafür sind eindeutige Kennungen wie die Unique Device ID (Gerätenummer von Apple) oder auch die Mobilfunknummer sowie die dazugehörige Karte. Auch Standortdaten können personenbezogen zugeordnet werden, da oftmals zu dem Standort auch die IP-Adresse oder eine anderweitige eindeutige Kennung mitgesandt wird. Darüber hinaus kann eine Person durch Abgleich mehrerer Standortdaten aus seinem Bewegungsprofil identifizierbar sein. Durch Zugriff auf Kontaktdaten, Kalendereinträge, Nachrichten, Anruflisten oder Kombination der App-Nutzungen können personenbezogene Daten ermittelt werden (Düsseldorfer Kreis, 2014).

Laut BDSG §3 (9) gehören zu den besonderen Arten personenbezogener Daten auch Angaben über die rassische und ethnische Herkunft, politische Meinungen, religiöse oder philosophische Überzeugungen, Gewerkschaftszugehörigkeit, Gesundheit oder das Sexualleben.

Insbesondere bei Gesundheits-Apps werden Daten über den physischen und psychischen Gesundheitszustand erfasst und gespeichert. Das können auch Angaben zu einzelnen Krankheiten sein, deren ärztliche Begleitung sowie verordnete Arzneimittel. Auch Fitness-Apps können die Werte über den Blutdruck, das Gewicht oder Ausdauer eines Nutzers speichern. Diese Daten sind ebenfalls besondere personenbezogene Daten (Düsseldorfer Kreis, 2014).

Für diese Daten ist ein besonderer Schutz notwendig, um sie vor unberechtigten Zugriffen zu schützen, wobei sich der Schutz auf das mobile Gerät des Anwenders, aber auch den Übertragungsweg und den Speicherort der Daten bezieht.
Neben den Verschlüsselungsverfahren ist der direkte Zugriff auf die Geräte und die externen speichernden oder verarbeitenden Computersysteme besonders kritisch für den Schutz der Daten. Wird z.B. ein Smartphone mit einer App ohne PIN-Sperre von seinem Besitzer vergessen oder verloren, so kann jeder auf die App zugreifen und die Daten auslesen und verändern. Mobile Geräte wie das iPhone oder iPad können über eine PIN-Sperre oder Fingerabdrucksensoren gesperrt werden. Diese Geräte-Sperren können mit mäßigem Aufwand umgangen werden und bieten somit nur einen geringen Schutz. Bei einigen Apps, die persönliche und sensible Daten speichern, kann man eine zusätzliche Sperre einrichten, die einen zusätzlichen Schutz bei Geräteverlust bieten. Es ist jedoch mit relativ geringem Aufwand möglich auch die Sperre zu umgehen, da es sich häufig nur um einen vierstelligen Code handelt.

Auch bei Servern, auf denen Daten gelagert werden, muss neben der sicheren Verschlüsselung, auch der Zugriff durch Dritte verhindert werden. Die Entschlüsselung der Daten darf nur von berechtigten Personen erfolgen. Hierzu wird oft das Vier-Augen-Prinzip angewendet. Es sind also zwei berechtigte Personen notwendig, um die Daten zu entschlüsseln (Dr. Martin Boeker, 2015).

6 App-Angebote zu Rückenschmerzen

Zum Thema Rückenschmerzen wurden im Apple App Store 6 Apps von Pharma-unternehmen oder Medizinprodukte-Herstellern gefunden und bewertet:

App-Symbol	Name der App	Hersteller/Quellenangabe
	Rückenschule	Ratiopharm (Ratiopharm, 2013)
	Rückentipps	Centalus Media mit Unterstützung von Trommsdorff (Trommsdorff Arzneimittel; CYBERLINE, 2012)
	Valedo	Hocoma (Hocoma, 2015)
	Rückenfit	Dr. Kade Pharma (Dr. Kade Pharma, 2015)
	Pain Tracer	Grünenthal (Grünenthal, 2014)
	Treatment	Philips Consumer Lifestyle (Philips Consumer Lifestyle, 2015)

Tabelle 5 - Überblick Rückenschmerzen-Apps

6.1 Basisdaten und Zielsetzungen der Rückenschmerzen-Apps

Name der App	Rückentipps	Rückenschule	Pain Tracer	Valedo	Philips Treatment	Dr. Kade RückenFit
Basisdaten Apple-Store						
Kategorie	Gesundheit und Fitness	Gesundheit und Fitness	Medizin	Medizin	Gesundheit und Fitness	Gesundheit und Fitness
Aktualisiert	04.02.12	02.10.13	30.09.14	09.10.15	25.11.15	11.06.15
Version	1.0.3	1.1.1	3.1	1.3.1	3.1	2.0
Größe (MB)	10,9	137	5,3	227	77,4	140
Altersfreigabe	4+	4+	4+	4+	4+	4+
Familienfreigabe für weitere Apple Geräte	ja	ja	ja	ja	ja	ja
Kompatibilität	iOS 4.0 oder neuer	iOS 6.0 oder neuer	iOS 6.0 oder neuer	iOS 7.1 oder neuer	iOS 7.0 oder neuer	iOS 7.0 oder neuer
Sprache Deutsch	ja	ja	ja	nein	ja	ja
Gratis	ja	ja	ja	ja	ja	ja
Zielsetzung						
Adhärenz-Förderung	nein	nein	ja	ja	ja	nein
Prävention	ja	ja	nein	nein	nein	ja
Werbung						
Produktwerbung	ja	ja	nein	ja	ja	nein
Unternehmenswerbung	nein	ja	nein	ja	nein	ja

Tabelle 6 – Basisdaten und Zielsetzungen der Rückenschmerzen-Apps

Vier der untersuchten Apps fallen in die Kategorie Gesundheit & Fitness und zwei Apps in die Kategorie Medizin (siehe Tabelle 6). Die Altersfreigabe ist bei allen Apps 4+, was die Apps für den Anwender mit geringen Risiken, z.B. in Bezug auf die medizinischen Inhalte, kennzeichnet. Die letzte Aktualisierung wurde bei drei Apps (Valedo, Philips, Dr. Kade) im Jahr 2015 vorgenommen. Bei allen anderen Apps liegt die letzte Aktualisierung länger zurück. Die Größe bzw. das Downloadvolumen der Apps liegt zwischen 5,3 MB und 227 MB. Bei größerer MB Zahl sind meist Videos und Videospiele in den Apps enthalten. Alle getesteten Apps sind mindestens in deutscher Sprache verfügbar, teilweise noch in weiteren Sprachen. Die im App Store angegebenen Sprachen in der Beschreibung stimmen allerdings nicht immer mit der tatsächlichen Sprache der App überein. Die App Valedo ist in deutscher Sprache, obwohl es im Apple-Store nicht angegeben ist.

Alle untersuchten Apps sind gratis und ohne spätere In-App-Käufe verfügbar. Zu den Apps Valedo und Philips Treatment gehört jeweils ein Produkt (Valedo und Philips Pain Relief Device), welches separat gekauft werden muss und dann über die

App gesteuert wird. In diesem Fall wurden die Demoversionen ohne angeschlossenes Produkt getestet. Ziel dieser Apps ist es, den regelmäßigen Einsatz des angeschlossenen Produktes zu dokumentieren und zur regelmäßigen Anwendung zu motivieren.

Die Inhalte und Zielsetzungen der selektierten Apps sind im Beschreibungstext im App Store gut beschrieben. Es sind überwiegend Anleitungen zu Fitnessübungen oder die Möglichkeit, die tägliche Schmerzintensität zu erfassen. Die Apps Pain Tracer, Valedo und Philips Treatment sind in erster Linie zur Adhärenz Förderung. Alle anderen Apps bieten Fitnessübungen, die vorbeugend bei Rückenschmerzen gemacht werden können.

Produktwerbung ist in zwei der untersuchten Apps (Pain Tracer; Dr. Kade) nicht enthalten und Unternehmenswerbung in drei Apps (Rückentipps, Pain Tracer, Philips) nicht enthalten. Als Unternehmenswerbung gilt zum Beispiel die permanente Einblendung des Firmenlogos. Die App Pain Tracer ist die einzige App, die komplett werbefrei ist.

6.2 Funktionen und Usability bei Rückenschmerzen-Apps

Name der App	Rückentipps	Rückenschule	Pain Tracer	Valedo	Philips Treatment	Dr. Kade RückenFit
Funktionen						
Selbstmotivation	ja	ja	nein	ja	ja	ja
Informationen zur Schmerzen allgemein	nein	ja	nein	nein	nein	ja
Tipps zur Verbesserung der Körperhaltung	ja	ja	nein	ja	ja	ja
Video mit Audiowiedergabe	nein	ja	nein	ja	nein	ja
Audio Wiedergabe-Funktion	ja	nein	nein	ja	nein	nein
Tracking Symptome/Schmerzintensität	nein	nein	ja	ja	ja	nein
Tracking Anzahl Übungen	nein	nein	nein	ja	ja	ja
Fragebogen Symptome/Selbsttest	nein	nein	ja	nein	ja	nein
Messen von personenbezogenen Daten	nein	nein	nein	ja	ja	nein
Auswertung von Daten	nein	nein	nein	ja	ja	nein
Erinnerungsfunktion	nein	nein	nein	nein	ja	nein
Fitnessübungen	nein	ja	nein	ja	nein	ja
Tagebuch	nein	nein	ja	nein	ja	nein
Eigenes Profil erstellen und verwalten	nein	nein	ja	ja	ja	nein
Push Nachrichten empfangen	nein	nein	nein	ja	nein	nein
Apotheken/Arztfinder	nein	ja	nein	nein	nein	nein
Link zu weiterführenden Informationen	ja	nein	nein	ja	ja	ja
Usability						
Fehlerfreie Navigation	ja	nein	ja	ja	ja	ja
Design (klare Konturen, übersichtlich)	mittel	gut	mittel	mittel	gut	gut
Kontrast	stark	stark	stark	mittel	mittel	schwach
Schriftgröße	groß	groß	groß	klein	mittel	klein
Buttons unverwechselbar	ja	ja	ja	ja	ja	ja
Visuelles Feedback zu Funktionen	nein	ja	ja	ja	ja	ja
Auswahlmenüs anstatt Freitext	ja	ja	ja	ja	ja	ja
Text für Laien verständlich	ja	ja	ja	ja	ja	ja
Text gut strukturiert	ja	ja	ja	ja	ja	ja
Selbsterklärende Funktionen	ja	ja	ja	ja	ja	ja
Offline Nutzung möglich	ja	ja	ja	ja	ja	ja
Zur häufigen Anwendung geeignet	nein	ja	ja	ja	ja	ja
Zur langfristigen Anwendung geeignet	nein	ja	ja	ja	ja	ja

Tabelle 7 - Funktionen und Usability der Rückenschmerzen-Apps

Alle Apps, außer die App Pain Tracer, fördern die Selbstmotivation über Spiele oder über kurze Übungen. Zur Verbesserung der Körperhaltung können ebenfalls alle Apps, außer Pain Tracer, für den Anwender nützlich sein. Die Hälfte der Apps ermöglicht ein Tracking der Symptome/Schmerzintensität sowie die Kontrolle der durchgeführten Übungen zur Stärkung des Rückens. Die Übungen sind aufgrund der verfügbaren Videos leicht verständlich und einfach zu befolgen.

Die Trainingsvideos zur Stärkung der Muskulatur von Ratiopharm oder Trommsdorff sind eher präventiv und bieten keine konkreten Therapieempfehlungen. Das Schmerztagebuch (Pain Tracer) erfasst die Arzneimittel und die Schmerzintensität in Zusammenhang mit weiteren täglichen Beschwerden.

Die Apps mit angeschlossenem Medizinprodukt (Valedo und Philips Treatment) können Daten direkt messen und auswerten. Sie sind an eine Webseite gekoppelt, um weiterführende Informationen zu erhalten und das dazugehöriges Medizinprodukt zu registrieren.

Die Apps zu Rückenschmerzen sind einfach und klar strukturiert aufgebaut worden. Eine fehlerfreie Navigation war bei zwei Apps (Rückenschule, Rückenfit) nicht möglich. Der Wechsel von Funktionen innerhalb der Apps führt dazu, dass man nicht wieder auf die vorherige Funktion zurückkehren kann ohne die App zu verlassen. Bei den Kriterien Design, Kontrast und Schriftgröße besteht noch Optimierungspotenzial. Die Apps Rückenfit und Valedo haben bei diesen Punkten nur mittelmäßig bis schlecht abgeschnitten. Abbildung 1 zeigt ein Beispiel einer sehr kleinen Schriftgröße (Rückenfit) im Vergleich zu einer besser lesbaren Schriftgröße (Rückenschule). Dieses Kriterium und der Kontrast sind wichtig, da der Bildschirm auf einem Smartphone nicht sehr groß ist, was die Lesbarkeit generell erschwert.

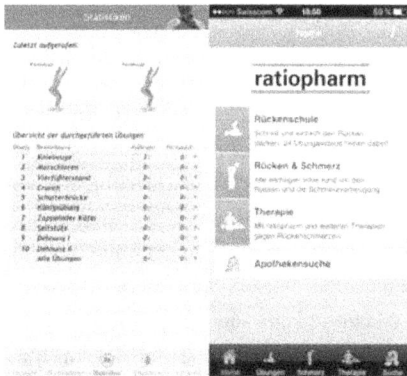

Abbildung 1 - Beispiel Schriftgröße Rückenfit vs. Rückenschule

Ein visuelles Feedback ist gegeben, wenn die Funktion, die gerade verwendet wird, farblich markiert ist, was auch der der Orientierung für den Anwender dient.
Bei allen Apps, außer der App Rückenfit, ist ein visuelles Feedback gegeben, um dem Anwender seine Aktivitäten widerzuspiegeln. Bis auf die App Rückentipps,

welche lediglich eine digitale Informationsbroschüre darstellt, sind alle Apps für den langfristigen bzw. wiederholten Einsatz nutzbar. Die untersuchten Apps können offline verwendet werden. Somit fallen keine eventuellen Kosten für die Internetnutzung via Smartphone an.

6.3 User-Bewertungen und Qualität der Rückenschmerzen-Apps

Name der App	Rückentipps	Rückenschule	Pain Tracer	Valedo	Philips Treatment	Dr. Kade RückenFit
User-Bewertungen						
Bewertung User (Durchschnitt) 1 - 5 Sterne	keine	4,5	3,5	keine	keine	3
Anzahl Bewertungen (alle Versionen)	keine	52	21	keine	keine	16
Anzahl Kommentare	2	36	18	1	keine	4
Qualität						
Impressum in der App	ja	ja	ja	nein	nein	ja
Autoren benannt	nein	nein	nein	nein	nein	nein
Qualitätssiegel	nein	nein	nein	nein	nein	nein
Freigabe der App durch Code vom Arzt/Apotheker/Hersteller	nein	nein	nein	ja	nein	nein
Feedback zu Anwendung und Datenschutz	ja	ja	ja	ja	ja	ja
CE - Medizinprodukt Kennzeichnung	nein	nein	nein	nein	nein	nein
Kooperationspartner	ja	nein	nein	ja	nein	nein
Ländereinschränkung	nein	nein	nein	ja	nein	nein
Bei Produktwerbung: Packungsbeilage/ausführliche Produktinformation	nein	ja	keine Werbung	ja	nein	keine Werbung

Tabelle 8 - User-Bewertungen und Qualität der Rückenschmerzen-Apps

Vor dem Herunterladen der App kann man die Anzahl der Bewertungen und Kommentare von anderen Anwendern anschauen, um sich ein umfassenderes Bild von der App zu machen. Für die Apps Rückenfit, Valedo und Philips Treatment liegen noch keine Bewertungen durch Anwender vor. Hier ist zu berücksichtigen, dass diese Apps neuer sind als die anderen. Eine geringe Anzahl von Bewertungen und Kommentaren kann dabei generell ein Anhaltspunkt sein, dass die App noch wenig bekannt ist und noch nicht so häufig runtergeladen wurde. Die anderen Apps erzielten jeweils 3 bis 4,5 Bewertungssterne. Maximal kann eine App mit 5 Sternen bewertet werden. Die beste Bewertung durch die Nutzer hat die App Rückenschule von Ratiopharm erhalten. Von 52 Anwendern-Bewertungen hat die App 4,5 Sterne im Apple Store bekommen. Die Kommentare zur App sind überwiegend positiv. Die App wird in den zugehörigen Kommentaren von den Anwendern als hilfreich bewertet.

Bei den Qualitätskriterien wurde untersucht, wie transparent die Angaben der App sind. Ein Impressum ist bei vier Apps angegeben. Bei den Apps Valedo und Philips Treatment ist nur ein Link zur Webseite des Herstellers aufgeführt. Die Autoren werden bei keiner App namentlich genannt und auch Qualitätssiegel sind nicht vorhanden. Die App Valedo gibt an, dass sie ein Medizinprodukt ist. Ein CE-Kennzeichen ist jedoch nicht in der App oder vor dem Download der App erkennbar. Die App Rückentipps ist mit Unterstützung von Trommsdorff als Kooperationspartner für das Produkt Keltican forte erstellt worden. Für das Produkt gibt es eine Verlinkung auf die Webseite des Unternehmens. Eine Ländereinschränkung zur Nutzung der App ist nur bei Valedo angegeben. Diese bezieht sich auf die Schweiz, obwohl die App auch im deutschen Apple App Store verfügbar ist.

Sofern Produktwerbung in der App enthalten ist, sollte eine ausführliche Produktbeschreibung oder Packungsbeilage bei Arzneimitteln enthalten sein. Für das zur App gehörige Produkt Pain Relief von Philips und Keltican forte von Trommsdorff fehlt die Information.

6.4 Datenschutz bei Rückenschmerzen-Apps

Name der App	Rückentipps	Rückenschule	Pain Tracer	Valedo	Philips Treatment	Dr. Kade RückenFit
Datenschutz						
Nutzungsbedingungen vor Verwendung der App zustimmen	nein	nein	nein	nein	ja	nein
Datenschutzrichtline vor Download der App abrufbar	nein	nein	nein	ja	ja	nein
Datenschutzerklärung in App bzw. aus App abrufbar	nein	nein	nein	nein	ja	nein
Kontakt Datenschutzbeauftragte beim Hersteller	nein	nein	nein	ja	ja	nein
Passwort-Schutz pers. Daten	nein	nein	ja	nein	nein	nein
Verwendung der erfassten Daten durch den Hersteller	keine Angabe	keine Angabe	keine Angabe	ja	ja	keine Angabe
Art der Datenerhebung z.B. Standort, Adressen, Kalender	keine Angabe	keine Angabe	keine Angabe	IP Adresse, Anmeldedaten	Login Daten App	keine Angabe

Tabelle 9 - Datenschutz bei Rückenschmerzen-Apps

Bei den Datenschutzkriterien wurde eruiert, ob eine Datenschutzklausel vorhanden ist und ob die Nutzungsbedingungen vor dem Herunterladen der App transparent dargestellt sind. Die Nutzungsbedingungen sind nur bei Philips Treatment einsehbar. Auch die Datenschutzklausel ist nur in zwei Apps (Valedo und Philips Treatment) vor dem Herunterladen aufgeführt. Bei diesen beiden Apps ist auch der Kontakt zum Datenschutzbeauftragten angegeben. Der Datenschutz ist demnach ein großes Defizit bei den untersuchten Apps, denn es besteht für den Anwender das Risiko eines Datenmissbrauchs, da er nicht weiß, was mit seinen eingegebenen Daten passiert. Ein gesonderter Passwort-Schutz ist sinnvoll, wenn persönliche Daten in der App gespeichert sind. Die App Pain Tracer bietet die Möglichkeit, eine Code-Sperre zusätzlich einzufügen, um im Falle des unbefugten Zugriffs auf das Smartphone eine zusätzliche Sicherheitsstufe anzubieten.

6.5 Kommunikationsmöglichkeiten bei Rückenschmerzen-Apps

Name der App	Rückentipps	Rückenschule	Pain Tracer	Valedo	Philips Treatment	Dr. Kade RückenFit
Kommunikation						
Erfasste persönliche Daten für das Arzt/Apotheker-Gespräch bereitstellen	nein	nein	ja	nein	nein	nein
Forum in der App zum Austausch mit anderen Laien/Betroffenen	nein	nein	nein	nein	nein	nein
Kontakt Hersteller (Telefonbutton/Email-button)	nein	nein	ja	ja	ja	ja
Kontakt Arzt/Apotheker (Telefon-button/Email-button)	nein	nein	nein	nein	nein	nein
Interaktionsmöglichkeit soziale Netzwerke (Facebook, Twitter etc)	ja	nein	nein	ja	ja	nein
Weiterempfehlung der App via Link	ja	nein	nein	nein	nein	nein

Tabelle 10 - Kommunikationsmöglichkeiten bei Rückenschmerzen-Apps

Direkte Kommunikationsmöglichkeiten über die Apps für Rückenschmerzen sind bisher kaum vorgesehen, denn die Apps sind nicht auf Portale verlinkt, um Daten auszutauschen oder um sich mit anderen Anwendern zu mehr Bewegung zu motivieren. Um die eingegeben Daten der App für das Arzt-Patienten-Gespräch zu nutzen, sollten diese dem Arzt aus der App heraus zur Verfügung gestellt werden können. Die App Pain Tracer bietet eine Möglichkeit, die erfassten Daten automatisch als pdf per Email zu versenden. Der Report kann ebenfalls direkt in der App angezeigt werden und im Arzt- bzw. Apothekergespräch genutzt werden.

Bisher bietet aber keine App ein Forum, um sich mit Laien auszutauschen. Die Kommunikation via Telefonbutton oder Email direkt aus der App mit dem Hersteller ist bei vier Apps, außer den Apps Rückentipps und Rückenschule, möglich. Die

App Rückentipps bietet die Möglichkeit über Facebook oder Twitter entweder Kontakt mit dem Hersteller aufzunehmen oder die App weiterzuempfehlen.

Es liegen bei SimilarWeb nur für die App Rückenschule von Ratiopharm Download Daten vor. Diese ist auf Rang 192 in der Kategorie Gesundheit & Fitness gemäß Daten von SimilarWeb (Stand 21.01.2016). Somit wird die App in der Kategorie eher wenig heruntergeladen.

Zusammenfassend gibt es wenig Apps zu Rückenschmerzen von Pharmaunternehmen im deutschsprachigen App Store von Apple. Alle untersuchten Apps sind leicht verständlich aufgebaut. Je nach App wird aber auch viel Speicherplatz auf dem Smartphone benötigt. Dies sollte bei der Gestaltung der Apps berücksichtigt werden, damit der Download kein Hindernis für den Anwender darstellt. Für die Patientenkommunikation und den Einbezug von Apothekern, Ärzten oder auch Krankenkassen sind die Apps noch nicht erstellt worden. Die analysierten Apps können daher noch nicht mit den personalisierten Top-Apps aus der Kategorie Gesundheit & Fitness, wie z.B. Runtastic, mithalten. Es fehlt die Interaktion über die Apps, die auch eine Motivation für den Anwender darstellen. Die letzten Aktualisierungen der Apps liegen mehrere Monate bis Jahre zurück, was nicht für eine gute Pflege der Apps seitens der Hersteller spricht. Auch zum Thema Datenschutz gibt es noch große Mängel bei den untersuchten Apps.

7   App-Auswertung zu COPD

Unter den Stichworten COPD, Husten und Raucherhusten wurden ebenfalls sechs
Apps im Apple App Store gefunden:

App-Symbol	Name der App	Hersteller/Quellenangabe
	Silometer	Boehringer Ingelheim Pharma (Boehringer Ingelheim Pharma, 2013)
	Carina	Drägerwerk (Draegerwerk, 2015)
	Lauffeuer	Novartis Pharma (Novartis Pharma, 2015)
	COPD-App	GlaxoSmithKline (GlaxoSmithKline, 2015)
	Genuair	Almirall Hermal (Almirall Hermal, 2014)
	Rauchfrei durchstarten	MedMedia Verlag und Mediaservice in Kooperation mit Pfizer (MedMedia Verlag und Mediaservice in Kooperation mit Pfizer, 2013)

Tabelle 11 - Überblick COPD-Apps

7.1 Basisdaten und Zielsetzungen der COPD-Apps

Name der App	COPD App	Carina	Lauffeuer	Genuair Anwendungstipps	Silometer Husten-Tester	Rauchfrei durchstarten
Basisdaten Apple-Store						
Kategorie	Gesundheit und Fitness	Medizin	Gesundheit und Fitness	Medizin	Medizin	Gesundheit und Fitness
Aktualisiert	07.01.15	11.11.15	16.10.15	05.05.14	05.12.13	20.09.13
Version	1.2	2.1.0	2.0	1.0.0	1.1	2.1.
Größe (MB)	3,9	24,5	48,9	25,3	3,4	9
Bewertung zur Altersfreigabe	12+	12+	4+	4+	4+	12+
Familienfreigabe für weitere Apple Geräte	ja	ja	ja	ja	ja	ja
Kompatibilität	iOS 6.0 oder neuer	iOS 5.1.1 oder neuer	iOS 8.0 oder neuer	iOS 6.0 oder neuer	iOS 5.0 oder neuer	iOS 6.0
Sprache Deutsch	nein	ja	ja	nein	ja	ja
Gratis	ja	ja	ja	ja	ja	ja
Zielsetzung						
Adhärenz-Förderung	nein	ja	nein	ja	nein	ja
Prävention	ja	nein	ja	nein	nein	ja
Werbung						
Produktwerbung	nein	ja	nein	ja	ja	nein
Unternehmenswerbung	ja	ja	ja	ja	ja	ja

Tabelle 12 - Basisdaten und Zielsetzungen der COPD-Apps

Die COPD-App von GSK ist ein Test, um COPD bei den Anwendern mittels Fragebogen zu erfassen. Carina richtet sich in erster Linie an Ärzte und Patienten, um ein Beatmungsgerät zu demonstrieren. Die App Lauffeuer ist ein Spiel, um zu mehr Bewegung anzuregen, aber bereits abgelaufen und damit nicht mehr funktionstüchtig. Die App Genuair kann nur mit einem Zugangscode verwendet werden und gibt Anwendungstipps passend zum beworbenen Produkt. Der Silometer Hustentester von Boehringer ist ein Test, um seinen Husten in schleimig oder trocken zu klassifizieren. Die App Rauchfrei ist vom MedMedia Verlag in Kooperation mit Pfizer erstellt worden. Es ist jedoch keine Produktwerbung von Pfizer in der App enthalten.

Drei Apps sind unter der Kategorie Medizin und drei Apps unter der Kategorie Gesundheit & Fitness im App Store zu finden. Die Altersfreigabe ist bei drei Apps auf 12+ eingestuft, da hier medizinische Behandlungsinformationen enthalten sind bzw. bei der Rauchfrei App Informationen zu Tabak enthalten sind. Die Apps sind in den vergangenen fünf Monaten nicht aktualisiert worden. Jede der untersuchten Apps enthält Unternehmenswerbung, drei Apps enthalten zusätzlich Produktwerbung (Carina, Genuair und Silometer).

7.2 Funktionen und Usability der COPD-Apps

Name der App	COPD App	Carina	Lauffeuer	Genuair Anwendungstipps	Silometer Husten-Tester	Rauchfrei durchstarten
Funktionen						
Tracking Rauchen	nein	nein	nein	nicht testbar	nein	ja
Tracking persönlicher Daten wie Arzttermine	nein	nein	nein	nicht testbar	nein	nein
Fragebogen Symptome/Selbsttest	ja	nein	nein	nicht testbar	ja	ja
Informationen zur Erkrankung an COPD	ja	nein	ja	nicht testbar	nein	nein
Information zum Rauchen	ja	nein	ja	nicht testbar	nein	ja
Auswertung von persönlichen Daten z.B. vom Selbsttest/Selbst-Tracking	ja	nein	ja	nicht testbar	ja	ja
Erinnerungsfunktion	nein	nein	nein	nicht testbar	nein	ja
Vorschläge für Aktivitäten	nein	nein	ja	nicht testbar	nein	ja
Versand per Email aus der App	ja	nein	nein	nicht testbar	nein	nein
Eigenes Profil erstellen und verwalten	ja	ja	nein	nicht testbar	nein	nein
Push-Nachrichten empfangen	nein	nein	nein	nicht testbar	nein	ja
Apotheken/Arztfinder	nein	nein	nein	nicht testbar	nein	nein
Link zu weiterführenden Informationen	ja	ja	ja	nicht testbar	ja	nein
Usability						
Fehlerfreie Navigation	ja	ja	nein	nicht testbar	ja	ja
Design (klare Konturen, übersichtlich)	gut	gut	gut	nicht testbar	gut	gut
Kontrast	stark	mittel	stark	nicht testbar	stark	stark
Schriftgröße	mittel	groß	groß	nicht testbar	groß	groß
Buttons unverwechselbar	ja	ja	ja	nicht testbar	ja	ja
Visuelles Feedback zu Funktionen	ja	ja	ja	nicht testbar	ja	ja
Auswahlmenüs anstatt Freitext	ja	ja	ja	nicht testbar	ja	ja
Text für Laien verständlich	ja	ja	ja	nicht testbar	ja	ja
Text gut strukturiert	ja	ja	ja	nicht testbar	ja	ja
Selbsterklärende Funktionen	ja	nein	ja	nicht testbar	ja	ja
Offline Nutzung möglich	ja	ja	ja	nicht testbar	ja	ja
Zur häufigen Anwendung geeignet	nein	nein	ja	nicht testbar	nein	ja
Zur langfristigen Anwendung geeignet	ja	nein	nein	nicht testbar	nein	ja

Tabelle 13 - Funktionen und Usability der COPD-Apps

Da die Apps für COPD untereinander nur schwer zu vergleichen sind, muss sich der Verwender seine persönlichen, inhaltlichen Anforderungen an die gewünschte Zielsetzung der App im Vorfeld genau überlegen. Wenn es darum geht, die eigene Gefährdung für die Krankheit COPD zu analysieren und die Daten mit einem Arzt auszutauschen, ist die COPD-App geeignet. Die Rauchfrei-App bietet ausschließlich Funktionen für aufhörwillige Raucher. Die Apps Genuair und Carina bewerben zugehörige Produkte, sodass die Funktionen dieser Apps nur für Verwender der Produkte sinnvoll sind. Die App Genuair konnte nicht weiter auf die Funktionen hin getestet werden, da ein Zugangscode vom Arzt für die Nutzung benötigt wird. Silometer und Lauffeuer bieten spielerische Herangehensweisen an das Thema Husten oder COPD. Bis auf die App Rauchfrei bieten alle Apps einen Link zu weiterführenden Informationen zum jeweiligen Thema auf ihren Webseiten an. In keiner App ist ein Apotheken- oder Arztfinder enthalten.

In Bezug auf die Usability sind alle Apps gut gestaltet. Die Texte sind gut verständlich strukturiert, die Apps selbst nicht überladen. Die einfache Eingabe der zu erfassenden Daten ist eine Schlüsselfunktion, die alle Apps erfüllen. Der Kontrast zwischen Text und Hintergrund in der App Carina und die Schriftgröße in der COPD-App können noch optimiert werden. Durch vorgefertigte Texte und farbliche Kontraste wird dem Anwender die Nutzung erleichtert. Die Navigation ist in der App Lauffeuer nicht fehlerfrei, da das Spiel in dieser App bereits abgelaufen ist.

7.3 User-Bewertungen und Qualität der COPD-Apps

Name der App	COPD App	Carina	Lauffeuer	Genuair Anwendungstipps	Silometer Husten-Tester	Rauchfrei durchstarten
User-Bewertungen						
Bewertung User (Durchschnitt) 1 - 5 Sterne	0	4	0	0	4	1,5
Anzahl Bewertungen (alle Versionen)	keine	28	keine	keine	9	6
Anzahl Kommentare	keine	8	1	keine	8	4
Qualität						
Impressum in der App	ja	ja	ja	nicht testbar	ja	ja
Autoren benannt	ja	ja	ja	nicht testbar	ja	nein
Qualitätssiegel	nein	nein	nein	nicht testbar	nein	nein
Freigabe der App durch Code vom Arzt/Apotheker/Hersteller	nein	nein	nein	ja	nein	nein
Feedback zu Anwendung u. Datenschutz	ja	ja	ja	nicht testbar	ja	ja
CE - Medizinprodukt Kennzeichnung	nein	nein	nein	nein	nein	nein
Kooperationspartner	nein	nein	ja	nicht testbar	ja	ja
Ländereinschränkung	nein	nein	ja	nicht testbar	ja	nein
bei Produktwerbung: Packungsbeilage/ausführliche Produktinformation	keine Werbung	ja	keine Werbung	nicht testbar	ja	keine Werbung

Tabelle 14 - User-Bewertungen und Qualität COPD-Apps

Für die Apps zum Thema COPD von Pharmaunternehmen liegen nur sehr wenige Bewertungen vor. Carina und Silometer haben vier von fünf Sternen erhalten und auch die meisten Bewertungen. Insgesamt hat die App Carina 28 Bewertungen und die App Silometer 9 Bewertungen, was für Apps sehr gering ist.

Alle Apps haben ein vollständiges Impressum angegeben. Auch die Autoren der Texte mit Informationen zu den Krankheiten sind genannt, außer in der Rauchfrei-App. Die App Genuair muss als einzige App mit einem Produktcode vom Arzt freigegeben werden. Bei der Rauchfrei-App ist Pfizer als Unterstützer angegeben. Auch die Apps Lauffeuer und Silometer geben Kooperationspartner in den Apps an. Dazu gehören z.B. Fachgesellschaften oder wissenschaftliche Institute.

7.4 Datenschutz bei COPD-Apps

Name der App	COPD App	Carina	Lauffeuer	Genuair Anwendungstipps	Silometer Husten-Tester	Rauchfrei durchstarten
Datenschutz						
Nutzungsbedingungen vor Verwendung der App zustimmen	ja	ja	ja	nein	nein	nein
Datenschutzrichtline vor Download der App abrufbar	ja	ja	ja	nein	nein	nein
Datenschutzerklärung in App bzw. aus App abrufbar	ja	nein	ja	nicht testbar	nein	ja
Kontakt Datenschutzbeauftragte beim Hersteller	nein	nein	nein	nicht testbar	nein	nein
Passwort-Schutz pers. Daten	nein	nein	nein	nicht testbar	nein	nein
Verwendung der erfassten Daten durch den Hersteller	ja	keine Angabe	nein	nicht testbar	keine Angabe	nein
Art der Datenerhebung z.B. Standort, Adressen, Kalender	ja, Nutzungsdaten	keine Angabe	ja, Bewegungsdaten	nicht testbar	keine Angabe	keine Daten

Tabelle 15 - Datenschutz bei COPD-Apps

Die Nutzungsbedingungen können bei der COPD-App, Carina und Lauffeuer vor dem Herunterladen gelesen werden. Eine Datenschutzklausel ist im Vorfeld auch bei diesen drei Apps einsehbar. Ein konkreter Ansprechpartner aus den Unternehmen zum Thema Datenschutz wurde bei keiner App aufgeführt. Die COPD-App greift auf die Nutzungsdaten zu und die App Lauffeuer auf die Bewegungsdaten, wie z.B. den Standort des Anwenders. Nur die COPD-App weist in seiner Datenschutzerklärung darauf hin, dass Daten aus der App vom Hersteller verwendet werden. Die anderen Apps dieser Kategorie weisen somit zum Thema Datenschutz noch Lücken auf.

7.5 Kommunikationsmöglichkeiten bei COPD-Apps

Name der App / Kommunikation	COPD App	Carina	Lauffeuer	Genuair Anwendungstipps	Silometer Husten-Tester	Rauchfrei durchstarten
Erfasste persönliche Daten für das Arzt/Apotheker-Gespräch bereitstellen	ja	ja	nein	nicht testbar	nein	nein
Forum in der App zum Austausch mit anderen Laien/Betroffenen	nein	nein	nein	nicht testbar	nein	nein
Kontakt Hersteller (Telefonbutton/Email-button)	ja	nein	ja	nicht testbar	ja	ja
Kontakt Arzt/Apotheker (Telefon-button/Email-button)	nein	nein	nein	nicht testbar	nein	nein
Interaktionsmöglichkeit soziale Netzwerke (Facebook, Twitter etc)	nein	nein	nein	nicht testbar	nein	nein
Weiterempfehlung der App via Link	nein	nein	nein	nicht testbar	nein	nein

Tabelle 16 - Kommunikationsmöglichkeiten bei COPD-Apps

Der COPD Test von GSK fragt beim Anwender bestimmte, gesundheitsrelevante Kriterien ab und vergibt Punkte gemäß erhaltener Antworten, die aufsummiert werden. Der Test kann jedoch auch auf einer Webseite gemacht werden, sodass es nicht unbedingt notwendig ist, eine App herunterzuladen. Die App bietet keine zusätzliche Funktion. Diese App und die App Carina eignen sich für das Arzt-Patientengespräch. Der Hustentester und die App Lauffeuer bieten keinen Mehrwert in der Kommunikation mit dem Arzt oder Apotheker, sondern dienen vor allem der Unterhaltung.

Zu den Apps im Bereich COPD liegen keine Download Daten bei SimilarWeb vor. Das lässt darauf schließen, dass die Apps nicht häufig geladen wurden und wenig bekannt sind.

Pharmaunternehmen haben für Apps in der Indikation COPD noch großes Verbesserungspotential. Sowohl in Bezug auf die angebotenen Funktionen der Apps, als auch auf die Kommunikation zwischen Ärzten, Apothekern und Patienten. Die Transparenz zu den Inhalten ist vorhanden, jedoch ist es für den Verwender der

App genauso wichtig zu erfahren, was die Nutzungsbedingungen für die App sind und wie vertraulich mit seinen Daten zur App-Nutzung umgegangen wird.

8   App-Auswertung zur Refluxkrankheit

Unter dem Suchbegriff Reflux befinden sich im App Store zwei Apps von Pharmaunternehmen (Food4Gerd und Mepha). Unter Sodbrennen findet man noch eine
weitere App von Pharmaunternehmen (Magen-Guide). Insgesamt sind somit im
deutschsprachigem App Store nur drei Apps von Pharmaunternehmen für die Refluxkrankheit zu finden:

App-Symbol	Name der App	Hersteller/Quellenangabe
	Food4Gerd	Takeda (Takeda, 2014)
	Magen-Guide	Steigerwald (Bayer Vital) (Steigerwald (Bayer Vital), 2015)
	Mepha	Mepha (Mepha, 2014)

Tabelle 17 - Überblick Reflux-Apps

8.1 Basisdaten und Zielsetzungen der Reflux-Apps

Name der App	Magen-Guide	Mepha	Food4Gerd
Basisdaten Apple Store			
Kategorie	Medizin	Gesundheit und Fitness	Medizin
Aktualisiert	26.10.15	27.03.14	17.10.14
Version	1.6.0	2.6	1.2.0
Größe (MB)	64,3	18,2 MB	46,1 MB
Bewertung zur Altersfreigabe	4+	4+	4+
Familienfreigabe für weitere Apple Geräte	ja	nein	ja
Kompatibilität	iOS 8.0 oder neuer	iOS 6.0 oder neuer	iOS 6.0 oder neuer
Sprache Deutsch	ja	ja	ja
Gratis	ja	ja	ja
Zielsetzung			
Adhärenz-Förderung	nein	nein	nein
Prävention	ja	ja	ja
Werbung			
Produktwerbung	ja	nein	nein
Unternehmenswerbung	nein	ja	nein

Tabelle 18 - Basisdaten und Zielsetzungen der Reflux-Apps

Die Food4Gerd-App und Mepha-App sind in der Kategorie Medizin aufgeführt, die App Magen-Guide befindet sich in der Kategorie Gesundheit & Fitness. Alle Apps sind ab 4 Jahren freigegeben. Die letzte Aktualisierung der Apps liegt bei Mepha und Food4Gerd über ein Jahr zurück. Die Angaben zur Sprache im Apple Store sind nicht zuverlässig. Die App Food4Gerd ist nur in englischer Sprache erhältlich, obwohl die deutsche Sprache angegeben ist. Die Zielsetzung der Apps zur Refluxkrankheit ist in erster Linie die Prävention. Sie enthalten daher Informationen zu Krankheitsauslösern und bieten Tipps zu deren Vermeidung. Das sind insbesondere Tipps zur Ernährung oder Anreize zu mehr Bewegung. Die App Food4Gerd ist als einzige App komplett werbefrei.

8.2 Funktionen und Usability der Reflux-Apps

Name der App	Magen-Guide	Mepha	Food4Gerd
Funktionen			
Tracking Ernährung	nein	nein	ja
Tracking Krankheitsverlauf	nein	nein	ja
Fragebogen Symptome/Selbsttest	nein	ja	nein
Feedback Tracking-Daten in App	nein	nein	nein
Videos mit Informationen	ja	nein	nein
Informationen zu Therapien	ja	ja	nein
Informationen zur Erkrankung Reflux	ja	ja	nein
Information zur Ernährung	ja	ja	ja
persönliche Diagnose-Funktion	nein	nein	ja
Erinnerungsfunktion	nein	nein	nein
Vorschläge für Aktivitäten	ja	nein	nein
Eigenes Profil erstellen und verwalten	nein	nein	ja
Apotheken-/Arztfinder	nein	nein	nein
Versand von gespeicherten Daten per Email aus der App	nein	nein	ja
Push-Nachrichten empfangen	nein	nein	nein
Link zu weiterführenden Informationen	ja	ja	nein
Usability			
Fehlerfreie Navigation	ja	ja	ja
Design (klare Konturen, übersichtlich)	gut	gut	gut
Kontrast	stark	stark	stark
Schriftgröße	klein	mittel	groß
Buttons unverwechselbar	ja	ja	ja
Visuelles Feedback zu Funktionen	ja	ja	ja
Auswahlmenüs anstatt Freitext	ja	ja	ja
Text für Laien verständlich	ja	ja	ja
Text gut strukturiert	ja	ja	ja
Selbsterklärende Funktionen	ja	ja	ja
Offline Nutzung möglich	ja	ja	ja
Zur häufigen Anwendung geeignet	nein	nein	ja
Zur langfristigen Anwendung geeignet	ja	nein	ja

Tabelle 19- Funktionen und Usability der Reflux-Apps

Die App Magen-Guide bietet Funktionen wie 50 Tipps für den Magen, Quiz, Produktinformation, Geschwindigkeitsspiel, Entspannungsmusik und Wanderrouten in Deutschland. Hingegen wird bei der App Mepha nur eine Broschüre aus der App heruntergeladen, die Informationen zur Ernährung, Refluxerkrankung und einen Selbsttest bereitstellt. Dies ist zudem noch umständlich, da die App die Broschüre in einem anderen Programm auf dem Smartphone öffnen möchte. Es handelt sich um die gleiche Broschüre, die auch in gedruckter Form erhältlich ist, ohne zusätzliche Leistungen. Insofern ist die App nicht für die langfristige und häufige Anwendung geeignet. Das Tracking der täglichen Ernährung und des Verlaufs der Reflux-Episoden ist nur in der App Food4Gerd möglich.

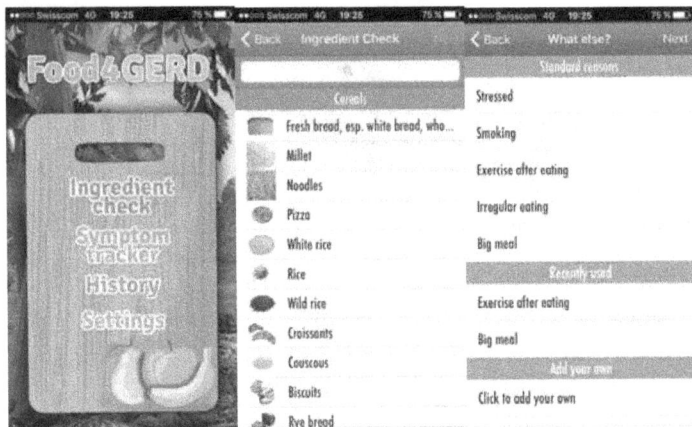

Abbildung 2 - Beispiel für das Erfassen von Daten der Food4Gerd-App

Die Navigation in der App Food4Gerd ist durch die einfache Menüsteuerung relativ übersichtlich und einfach, sodass die freie Texteingabe zum Tracking der Ernährung nicht notwendig ist (siehe Abbildung 2). Die App kann sowohl online als auch offline verwendet werden. Die Funktionen und Buttons in der App sind selbsterklärend. Bei allen drei Apps funktioniert die Navigation fehlerfrei. Der Kontrast zwischen Hintergrund und Schrift ist gut, bei den Apps Magen-Guide und Mepha könnte die Schrift etwas größer sein. Die Informationen zur Erkrankung sind in allen Apps gut strukturiert und für den Laien leicht zu verstehen.

8.3 User-Bewertungen und Qualität der Reflux-Apps

Name der App	Magen-Guide	Mepha	Food4Gerd
Usere-Bewertungen			
Bewertung User (Durchschnitt) 1 - 5 Sterne	4	keine	keine
Anzahl Bewertungen (alle Versionen)	5	keine	keine
Anzahl Kommentare	0	keine	keine
Qualität			
Impressum in der App	ja	ja	nein
Autoren benannt	nein	nein	nein
Qualitätssiegel	nein	nein	nein
Freigabe der App durch Code vom Arzt/Apotheker/Hersteller	nein	nein	nein
Feedback zu Anwendung u. Datenschutz	ja	nein	ja
CE - Medizinprodukt Kennzeichnung	nein	nein	nein
Kooperationspartner	nein	nein	nein
Ländereinschränkung	ja	ja	nein
bei Produktwerbung: Packungsbeilage/ausführliche Produktinformation	ja	keine Werbung	keine Werbung

Tabelle 20 - User-Bewertungen und Qualität der Reflux-Apps

Es liegen nur für die App Magen-Guide User-Bewertungen im App Store vor. Sie wurde von den Anwendern durchschnittlich mit 4 von 5 Sternen bewertet. Das ist nicht sehr aussagekräftig, da nur fünf Bewertungen vorliegen.

Das Impressum ist bei zwei Apps (Magen-Guide, Mepha) vollständig angegeben. Bei der App Food4Gerd gibt es eine Verlinkung auf die Takeda Webseite anstatt des Impressums. In keiner App sind die Autoren benannt. Auch Qualitätssiegel, die den Patienten als Hilfestellung dienen könnten, sind nicht aufgeführt.

Produktwerbung liegt nur bei der App Magen-Guide für Iberogast vor. Die Packungsbeilage für das Produkt ist aus der App heraus abrufbar.

8.4 Datenschutz bei Reflux-Apps

Name der App	Magen-Guide	Mepha	Food4Gerd
Datenschutz			
Nutzungsbedingungen vor Verwendung der App zustimmen	nein	nein	nein
Datenschutzrichtline vor Download der App abrufbar	nein	nein	nein
Datenschutzerklärung in App bzw. aus App abrufbar	ja	ja	nein
Kontakt Datenschutzbeauftragte beim Hersteller	ja	nein	nein
Passwort-Schutz pers. Daten	nein	nein	ja
Verwendung der erfassten Daten durch den Hersteller	ja	nein	keine Angabe
Art der Datenerhebung z.B. Standort, Adressen, Kalender	Standortbestimmung, IP-Adresse	keine	keine Angabe

Tabelle 21 - Datenschutz bei Reflux-Apps

Der Datenschutz ist auch bei den Apps zum Thema Refluxkrankheit stark verbesserungswürdig. Bei keiner App sind die Nutzungsbedingungen vor dem Herunterladen sichtbar, noch ist die Datenschutzrichtlinie vor der Verwendung angegeben. Die App Magen-Guide und Mepha zeigen immerhin ihre Datenschutzklausel in der App an. Die App Magen-Guide fügt ebenfalls den Hinweis ein, dass die App der allgemeinen Information dient und Steigerwald keine Verantwortung für Konsequenzen bei Patienten durch die Befolgung der Tipps übernimmt. Der erste Ansprechpartner bleibt der Arzt oder Apotheker. Der Nutzer wird über die Verwendung der Daten umfassend aufgeklärt, namentliche Ansprechpartner bei dem Hersteller für Fragen und Feedbacks zum Datenschutz sind genannt. Es ist ebenfalls die einzige App, in der angegeben wird, dass Standortdaten und IP-Adressen vom Hersteller erfasst und verwendet werden. Einen Passwort-Schutz für persönlich erfasste Daten bietet die App Food4Gerd, in der man seine Essgewohnheiten und Beschwerden im Zusammenhang mit der Erkrankung eintragen kann. Allerdings ist in dieser App keine Information zum Datenschutz aufgeführt. Ob die persönlich erfassten Daten für Analysen oder sonstige Zwecke verwendet werden, erfährt der Anwender nicht.

8.5   Kommunikationsmöglichkeiten bei Reflux-Apps

Name der App Kommunikation	Magen-Guide	Mepha	Food4Gerd
Erfasste persönliche Daten für das Arzt/Apotheker-Gespräch bereitstellen	nein	ja	ja
Forum in der App zum Austausch mit anderen Laien/Betroffenen	nein	nein	nein
Kontakt Hersteller (Telefonbutton/Email-button)	nein	nein	nein
Kontakt Arzt/Apotheker (Telefon-button/Email-button)	nein	nein	nein
Interaktionsmöglichkeit soziale Netzwerke (Facebook, Twitter etc)	nein	nein	nein
Weiterempfehlung der App via Link	nein	nein	nein

Tabelle 22 - Kommunikationsmöglichkeiten bei Reflux-Apps

Das Thema Kommunikation ist bei den Apps für die Refluxkrankheit stark vernachlässigt worden. Für das Arzt-Patientengespräch bietet nur Mepha einen Fragebogen, der vom Patienten genutzt werden kann. Dieser ist jedoch nicht interaktiv gestaltet, sodass die Ergebnisse nicht online erfasst werden können. Aus der App Food4Gerd können die erfassten Daten per Email versendet werden. Die Nutzer werden nicht aktiv aufgefordert, ein Feedback zur App zu geben oder die App weiterzuempfehlen. Auch der Kontakt zum Hersteller via Button aus der App heraus ist nicht möglich.

Zu den Apps liegen keine Tracking Daten über Similar Web vor. Das zeigt, dass die Download-Rate für diese Apps sehr gering ist.

Die drei untersuchten Apps von Pharmaunternehmen belegen in der aktuellen Form im Vergleich zu den Top Apps in der Kategorie Ernährung und Bewegung keinen Zusatznutzen für die Patienten. Fraglich ist in dieser Kategorie, ob ein Pharmaunternehmen überhaupt selbst eine App entwickeln sollte. Es kann stattdessen in spezialisierte Start-ups oder in übergreifende Projekte zum Thema Refluxkrankheit mit wissenschaftlichem Zusammenhang investieren.

9 App-Auswertung zu Allergien

Zum Thema Allergien wurde unter den Stichworten Allergie, Pollenallergie und Heuschnupfen nach Apps von Pharmaunternehmen gesucht. Dabei sind 12 Apps im deutschen App Store gefunden worden:

App-Symbol	Name der App	Hersteller/Quellenangabe
	Allegrohelp	Allergopharma (Allergopharma (Merck Gruppe), 2015)
	Allergy Track	Stallergenes (Stallergenes, 2014)
	My Medico	Sanofi (Sanofi, 2014)
	Asthmahelfer	Hexal (Hexal, 2015)
	Pollenwarner	SCA & Novartis Consumer Health (SCA Group & Novartis Consumer Health, 2013)
	Pollen-Alarm	Johnson & Johnson (Johnson & Johnson, 2015)
	Polleninfo	Bausch & Lomb (Bausch & Lomb, 2015)
	Pollenflug	Hexal (Hexal, 2015)
	Pollen-Radar	Ratiopharm (Ratiopharm, 2014)
	Allergo Manager	Meda Pharma (Meda Pharma, 2015)
	Pollenalarm	Meda Pharma (Meda Pharma, 2013)
	Allergiehelfer	GlaxoSmithKline (GlaxoSmithKline, 2015)

Tabelle 23 - Überblick Allergie-Apps

9.1 Basisdaten und Zielsetzungen der Allergie-Apps

Name der App	Pollenflug-vorhersage	Polleninfo	Livocab direkt Pollenalarm-App	Pollen-Radar	MyMedico - der Gesundheitspass	Allergohelp Deutschland
Basisdaten Apple Store						
Kategorie	Wetter	Wetter	Wetter	Wetter	Gesundheit und Fitness	Medizin
Aktualisiert	03.06.15	02.06.15	23.11.15	08.04.14	25.03.14	28.01.15
Version	2.2.1	2.8.2	1.0.7	2.1.1	1.2	2.6.1
Größe (MB)	12,5	10,1	12,5	35,8	6,5	21,4
Bewertung zur Altersfreigabe	4+	4+	12+	4+	4+	12+
Familienfreigabe für weitere Apple Geräte	ja	ja	Ja	ja	ja	ja
Kompatibilität	iOS 7.1 oder neuer	iOS 6.1 oder neuer	iOS 8.0 oder neuer	iOS 6.0 oder neuer	iOS 5.0 oder neuer	iOS 7.0 oder neuer
Sprache Deutsch	nein	nein	ja	ja	ja	nein
Gratis	ja	ja	ja	ja	ja	ja
Zielsetzung						
Adhärenz-Förderung	nein	nein	nein	nein	nein	ja
Prävention	ja	nein	nein	ja	nein	ja
Werbung						
Produktwerbung	ja	ja	ja	ja	nein	nein
Unternehmenswerbung	ja	nein	nein	ja	ja	nein

Tabelle 24 - Basisdaten Allergie-Apps 1-6

Name der App	Allergy Track	Asthmahelfer	Pollenwarner Tempo	Allergomanager	Pollenalarm	Allergiehelfer
Basisdaten Apple Store						
Kategorie	Gesundheit und Fitness	Medizin	Gesundheit und Fitness	Medizin	Wetter	Gesundheit und Fitness
Aktualisiert	28.03.14	15.07.15	11.05.13	04.12.15	19.04.13	10.11.15
Version	2.1.	1.1	1.1.0	1.4	2.3	1.5.3
Größe (MB)	14,8	46,7	13	55,4	25,4	6,3
Bewertung zur Altersfreigabe	4+	4+	4+	17+	4+	4+
Familienfreigabe für weitere Apple Geräte	ja	ja	ja	ja	ja	ja
Kompatibilität	iOS 5.0 oder neuer	iOS 7.0 oder neuer	iOS 5.0 oder neuer	iOS 6.1 oder neuer	iOS 4.3 oder neuer	iOS 7.0 oder neuer
Sprache Deutsch	ja	nein	ja	nein	ja	ja
Gratis	ja	ja	ja	ja	ja	ja
Zielsetzung						
Adhärenz-Förderung	nein	Ja	nein	ja	k.A.	nein
Prävention	ja	ja	ja	ja	k.A.	ja
Werbung						
Produktwerbung	nein	nein	ja	nein	k.A.	nein
Unternehmenswerbung	ja	ja	nein	nein	k.A.	nein

Tabelle 25 - Basisdaten Allergie-Apps 7-12

Die Apps für Allergiker sind nicht nur in der Kategorie Gesundheit & Fitness oder Medizin zu finden, sondern fünf Apps auch in der Kategorie Wetter, da die Wetterdaten in Bezug auf den Pollenflug die Kernfunktionen derartiger Apps darstellen. Die Altersfreigabe ist bei zwei Apps (Livocab Pollenalarm, Allergohelp) mit 12+ festgelegt, da medizinische Informationen oder Behandlungsinformationen enthalten sind. Die App Allergo Manager ist ab 17 Jahren freigegeben, da über die App ein unbeschränkter Zugang zum Internet möglich ist und medizinische Informationen enthalten sind. Nur die Hälfte der Apps wurde im Jahr 2015 aktualisiert. Bei allen anderen Apps liegt die letzte Aktualisierung länger zurück. Die Angaben zur Sprache stimmen auch bei den Allergie-Apps nicht mit der tatsächlichen Sprache überein. Alle Apps wurden in deutscher Sprache getestet, auch wenn diese nicht in den Basisdaten im Apple-Store angegeben war.

Die Apps zum Thema Allergien sind größtenteils für die Prävention geeignet. Da es sich überwiegend um Pollentracker handelt, wird versucht, den Anwender über Risikoauslöser wie Gräser und Pollen rechtzeitig zu informieren, damit er sich individuell mit Hilfe seiner Arzneimittel darauf einstellen kann.

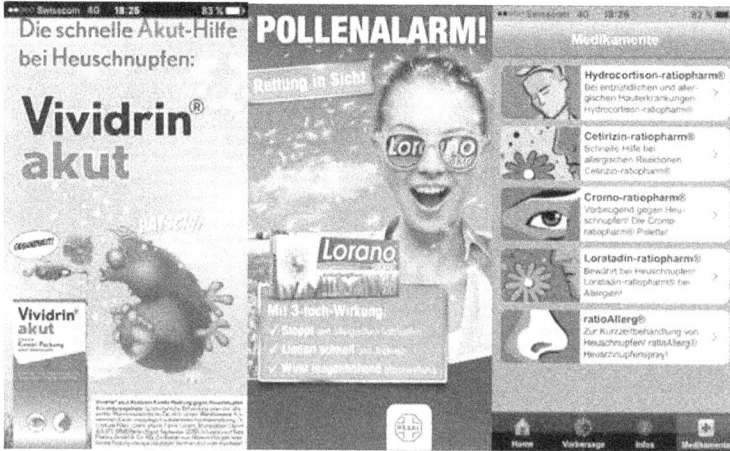

Abbildung 3 - Beispiel Werbung Livocab, Lorano und Ratiopharm

Die Produktwerbung ist in den Apps für Allergiker dominanter als in den anderen untersuchten Kategorien. Die Werbung ist entweder schon auf dem Startbildschirm oder direkt nach dem Öffnen der App ersichtlich (siehe Abbildung 3).

9.2 Funktionen und Usability der Allergie-Apps

Name der App	Pollenflug-vorhersage	Polleninfo	Livocab direkt Pollenalarm-App	Pollen-Radar	MyMedico - der Gesundheitspass	Allergohelp Deutschland
Funktionen						
Tracking Medikamenteneinnahme/Injektion	nein	nein	nein	nein	nein	ja
Tracking Medikamenteneinnahmezeiten	nein	nein	nein	nein	nein	nein
Informationen zur Erkrankung an Allergien	nein	ja	ja	ja	ja	ja
Erfassung persönlicher Werte	nein	nein	nein	nein	nein	nein
Tracking Krankheitsverlauf	nein	nein	nein	nein	nein	nein
persönlicher Kalender für Arzttermine, Aktivitäten etc	nein	nein	nein	nein	nein	ja
Fragebogen Symptome/Selbsttest	ja	nein	nein	ja	nein	nein
Information zu Therapien	nein	nein	ja	ja	ja	ja
Videos mit Informationen	nein	nein	nein	nein	nein	ja
Anleitung zur App	nein	nein	nein	nein	ja	ja
Information zur Ernährung	nein	nein	nein	nein	nein	ja
Imformation zum Wetter	nein	ja	ja	nein	nein	nein
Pollenvorhersage	ja	ja	ja	ja	nein	ja
Information zu Pflanzen und Blüte	ja	ja	nein	ja	nein	ja
Auswertung von persönlichen Daten z.B. vom Selbsttest/Selbst-Tracking	ja	nein	nein	nein	nein	ja
Erinnerungsfunktion	nein	ja	ja	nein	nein	nein
Vorschläge für Aktivitäten	nein	nein	nein	ja	nein	nein
Versand von gespeicherten Daten aus der App	nein	nein	nein	nein	ja	ja
Kamera-Zugriff	nein	nein	nein	nein	nein	nein
Eigenes Profil erstellen und verwalten	nein	ja	nein	nein	ja	ja
Push-Nachrichten empfangen	ja	ja	ja	nein	nein	nein
Apotheken/Arztfinder	nein	ja	ja	nein	nein	ja
Lokalisierung/Standortdaten	ja	ja	ja	nein	nein	nein
Link zu weiterführenden Informationen	nein	ja	ja	ja	ja	ja
Usability						
Fehlerfreie Navigation	ja	nein	ja	ja	ja	ja
Design (klare Konturen, übersichtlich)	gut	mittel	mittel	gut	gut	gut
Kontrast	stark	stark	stark	stark	stark	stark
Schriftgröße	groß	groß	groß	groß	groß	mittel
Buttons unverwechselbar	ja	ja	ja	ja	ja	ja
Visuelles Feedback zu Funktionen	ja	ja	ja	ja	ja	ja
Auswahlmenüs anstatt Freitext	ja	ja	ja	ja	nein	ja
Text für Laien verständlich	ja	ja	ja	ja	ja	ja
Text gut strukturiert	ja	ja	ja	ja	ja	ja
Selbsterklärende Funktionen	ja	ja	ja	ja	ja	ja
Offline Nutzung möglich	nein	nein	nein	nein	ja	ja
Zur häufigen Anwendung geeignet	ja	ja	ja	ja	nein	nein
Zur langfristigen Anwendung geeignet	ja	ja	ja	ja	ja	ja

Tabelle 26 - Funktionen und Usability der Allergie-Apps 1-6

Name der App	Allergy Track	Asthmahelfer	Pollenwarner Tempo	Allergomanager	Pollenalarm	Allergiehelfer
Funktionen						
Tracking Medikamenteneinnahme/Injektion	nein	Ja	nein	ja	k.A.	nein
Tracking Medikamenteneinnahmezeiten	nein	ja	nein	ja	k.A.	nein
Informationen zur Erkrankung an Allergien	ja	Ja	ja	ja	k.A.	ja
Erfassung persönlicher Werte	ja	ja	ja	ja	k.A.	ja
Tracking Krankheitsverlauf	ja	ja	ja	ja	k.A.	nein
persönlicher Kalender für Arzttermine, Aktivitäten etc	nein	nein	nein	nein	k.A.	nein
Fragebogen Symptome/Selbsttest	ja	nein	nein	nein	k.A.	nein
Information zu Therapien	ja	ja	ja	nein	k.A.	ja
Videos mit Informationen	nein	ja	nein	nein	k.A.	nein
Anleitung zur App	nein	nein	nein	nein	k.A.	nein
Information zur Ernährung	nein	nein	nein	ja	k.A.	nein
Imformation zum Wetter	nein	ja	nein	nein	k.A.	ja
Pollenvorhersage	nein	ja	ja	nein	k.A.	ja
Information zu Pflanzen und Blüte	nein	ja	nein	nein	k.A.	ja
Auswertung von persönlichen Daten z.B. vom Selbsttest/Selbst-Tracking	ja	nein	nein	nein	k.A.	nein
Erinnerungsfunktion	ja	ja	ja	nein	k.A.	nein
Vorschläge für Aktivitäten	nein	ja	ja	nein	k.A.	nein
Versand von gespeicherten Daten aus der App	ja	ja	nein	nein	k.A.	nein
Kamera-Zugriff	nein	Ja	nein	nein	k.A.	nein
Eigenes Profil erstellen und verwalten	nein	ja	ja	ja	k.A.	ja
Push-Nachrichten empfangen	nein	ja	ja	nein	k.A.	ja
Apotheken/Arztfinder	nein	nein	ja	nein	k.A.	nein
Lokalisierung/Standortdaten	nein	nein	ja	nein	k.A.	ja
Link zu weiterführenden Informationen	ja	ja	ja	ja	k.A.	ja
Usability						
Fehlerfreie Navigation	ja	ja	nein	ja	nein	ja
Design (klare Konturen, übersichtlich)	mittel	gut	gut	gut	k.A.	gut
Kontrast	mittel	schwach	stark	stark	k.A.	stark
Schriftgröße	groß	mittel	groß	groß	k.A.	mittel
Buttons unverwechselbar	ja	ja	ja	ja	k.A.	ja
Visuelles Feedback zu Funktionen	ja	nein	ja	ja	k.A.	ja
Auswahlmenüs anstatt Freitext	ja	ja	ja	ja	k.A.	ja
Text für Laien verständlich	ja	ja	ja	ja	k.A.	ja
Text gut strukturiert	ja	ja	ja	ja	k.A.	ja
Selbsterklärende Funktionen	ja	ja	ja	ja	k.A.	ja
Offline Nutzung möglich	ja	ja	nein	ja	k.A.	nein
Zur häufigen Anwendung geeignet	ja	ja	ja	ja	k.A.	ja
Zur langfristigen Anwendung geeignet	ja	ja	ja	ja	k.A.	ja

Tabelle 27 - Funktionen und Usability der Allergie-Apps 7-12

Von allen untersuchten Apps war nur die App Pollenalarm von Meda Pharma nicht funktionstüchtig. Das heißt, diese App stürzte sofort nach dem Startbildschirm wieder ab und konnte demzufolge nicht weiter untersucht werden. Außer der App Pollenvorhersage enthalten alle Apps Informationen zu Allergien. In erster Linie sind in den Apps Informationen zur Therapie von Heuschnupfen oder allergischem Asthma enthalten. Der Anwender kann in sieben Apps (Polleninfo, MyMedico, Allergohelp, Asthmahelfer, Pollenwarner, Allergomanager und Allergiehelfer) ein persönliches Profil erstellen, um bei einem gesteigerten Risiko von allergieauslösenden Pollen in der Luft gewarnt zu werden. Zusätzlich werden Informationen zu den Pollenarten aufgeführt. Zum aktuellen Pollenflug können bei sechs Apps auch Push-Nachrichten empfangen werden. Innerhalb Deutschlands ist bei den Apps Polleninfo, Livocab-Pollenalarm, Allergohelp und Pollenwarner noch ein Apothekenfinder eingebaut, der den Anwender bei Bedarf schnell die nächste Apotheke in seiner Nähe finden lässt. In Abbildung 4 sind die Funktionen der App Livocab Pollenalarm zur Pollenflugvorhersage, Push-Benachrichtigung zum Pollenflug gemäß persönlichem Profil, und die Apothekensuche dargestellt.

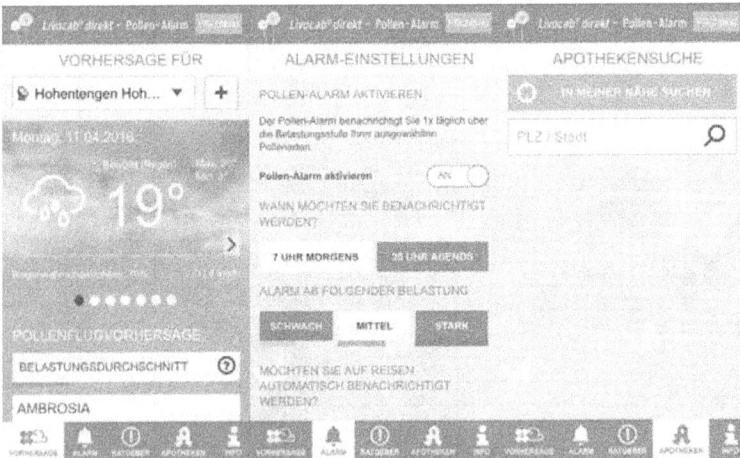

Abbildung 4 - Beispiel der Funktionen der Livocab Pollen-Alarm-App

Die fehlerfreie Navigation war bei den Apps Polleninfo und Pollenwarner nicht gegeben. Es ist bei diesen Apps nicht möglich, von einer Funktion auf die vorherige Funktion zurückzukehren. Die Texte sind in den Apps zu Allergien gut geschrieben, strukturiert und für Laien verständlich. Die Schrift ist überwiegend gut lesbar. Bei den Apps Allergohelp, Asthmahelfer und Allergiehelfer kann diese größer dargestellt werden. Die Apps funktionieren überwiegend nur online, da der Pollentracker die täglichen Daten aus dem Internet ziehen muss. Sie können jedoch langfristig vom Anwender genutzt werden, da sie immer standortbezogene Wetter- und Pollendaten enthalten, die über die App einfach zu beziehen und aktuell sind.

9.3 User-Bewertungen und Qualität der Allergie-Apps

Name der App	Pollenflug-vorhersage	Polleninfo	Livocab direkt Pollenalarm-App	Pollen-Radar	MyMedico - der Gesundheitspass	Allergohelp Deutschland
User-Bewertungen						
Bewertung User (Durchschnitt) 1 - 5 Sterne	2,5	3,5	4	3	4,5	4,5
Anzahl Bewertungen (alle Versionen)	11	13	65	682	9	10
Anzahl Kommentare	8	9	45	49	9	7
Qualität						
Impressum in der App	ja	ja	ja	ja	ja	ja
Autoren benannt	nein	nein	nein	nein	nein	nein
Qualitätssiegel	nein	nein	nein	nein	nein	nein
Freigabe der App durch Code vom Arzt/Apotheker/Hersteller	nein	nein	nein	nein	nein	nein
Feedback zu Anwendung und Datenschutz	ja	ja	ja	ja	ja	ja
CE - Medizinprodukt Kennzeichnung	nein	nein	nein	nein	nein	nein
Kooperationspartner	nein	nein	nein	nein	nein	nein
Ländereinschränkung	ja	ja	ja	ja	ja	ja
Bei Produktwerbung: Packungsbeilage/ausführliche Produktinformation	ja	ja	ja	ja	keine Werbung	keine Werbung

Tabelle 28 - User-Bewertungen und Qualität der Allergie-Apps 1-6

Name der App	Allergy Track	Asthmahelfer	Pollenwarner Tempo	Allergomanager	Pollenalarm	Allergiehelfer
User-Bewertungen						
Bewertung User (Durchschnitt) 1 - 5 Sterne	keine	keine	3,5	keine	2,5	3
Anzahl Bewertungen (alle Versionen)	keine	keine	16	keine	156	210
Anzahl Kommentare	2	3	11	keine	19	35
Qualität						
Impressum in der App	ja	ja	ja	ja	k.A.	ja
Autoren benannt	ja	nein	nein	nein	k.A.	nein
Qualitätssiegel	nein	nein	nein	nein	k.A.	nein
Freigabe der App durch Code vom Arzt/Apotheker/Hersteller	nein	nein	nein	ja	k.A.	nein
Feedback zu Anwendung und Datenschutz	ja	ja	ja	ja	k.A.	ja
CE - Medizinprodukt Kennzeichnung	nein	nein	nein	nein	k.A.	nein
Kooperationspartner	ja	nein	ja	ja	k.A.	nein
Ländereinschränkung	nein	nein	ja	nein	k.A.	nein
Bei Produktwerbung: Packungsbeilage/ausführliche Produktinformation	keine Werbung	keine Werbung	ja	keine Werbung	k.A.	keine Werbung

Tabelle 29 -User-Bewertungen und Qualität der Allergie-Apps 7-12

Bei der Anwender-Bewertung für die Apps für Allergiker haben Livocab, MyMedico und Allergohelp die meisten Sterne bekommen. Dies muss jedoch ins Verhältnis zu der Anzahl der Bewertungen gesetzt werden. Bei MyMedico liegen nur 9 und bei Allergohelp 10 Bewertungen vor. Die App Pollen-Radar hat 3 Sterne erhalten, ist jedoch mit 682 Bewertungen die am häufigsten bewertete App im Bereich Allergie.

Das Impressum ist in jeder App angegeben. Die Autoren werden nur in der App Allergy-Track genannt. Diese App ist in Zusammenarbeit mit dem europäischen Dachverband der Patientenorganisationen im Bereich Allergien und Atemwegser-krankungen (EFA), zu einem nicht kommerziellen Zweck, entwickelt worden.

Sofern eine Produktwerbung für ein OTC-Produkt enthalten ist, wird auch der Pflichttext aufgeführt. Die meisten Apps haben eine Ländereinschränkung für Deutschland und sind somit im Ausland für Funktionen wie die Pollenflugvorher-sage nicht anwendbar. Pollenwarner ist die einzige App, die für die Pollenflugvor-hersage auch in Österreich und der Schweiz einsetzbar ist.

9.4 Datenschutz bei Allergie-Apps

Name der App	Pollenflug-vorhersage	Polleninfo	Livocab direkt Pollenalarm-App	Pollen-Radar	MyMedico - der Gesundheitspass	Allergohelp Deutschland
Datenschutz						
Nutzungsbedingungen vor Verwendung der App zustimmen	nein	nein	nein	ja	nein	nein
Datenschutzrichtline vor Download der App abrufbar	nein	nein	nein	ja	nein	nein
Datenschutzerklärung in App bzw. aus App abrufbar	ja	nein	ja	nein	ja	nein
Kontakt Datenschutzbeauftragte beim Hersteller	ja	nein	ja	nein	nein	nein
Passwort-Schutz pers. Daten	nein	nein	nein	nein	nein	nein
Verwendung der erfassten Daten durch den Hersteller	keine Angabe	keine Angabe	ja	nein	ja	keine Angabe
Art der Datenerhebung z.B. Standort, Adressen, Kalender	nein	Standort	Geräte-ID, Off-Onlinenutzung	keine Angabe	Besucherresonanz	Kalender

Tabelle 30 - Datenschutz bei Allergie-Apps 1-6

Name der App	Allergy Track	Asthmahelfer	Pollenwarner Tempo	Allergomanager	Pollenalarm	Allergiehelfer
Datenschutz						
Nutzungsbedingungen vor Verwendung der App zustimmen	nein	nein	nein	nein	nein	nein
Datenschutzrichtline vor Download der App abrufbar	nein	nein	nein	nein	nein	nein
Datenschutzerklärung in App bzw. aus App abrufbar	nein	nein	ja	ja	k.A.	ja
Kontakt Datenschutzbeauftragte beim Hersteller	nein	nein	ja	ja	k.A.	nein
Passwort-Schutz pers. Daten	nein	nein	nein	nein	k.A.	nein
Verwendung der erfassten Daten durch den Hersteller	nein	keine Angabe	keine Angabe	ja	k.A.	ja
Art der Datenerhebung z.B. Standort, Adressen, Kalender	keine Angabe	keine Angabe	keine Angabe	Nutzungsdaten anonym	k.A.	Nutzungsdaten anonym

Tabelle 31 - Datenschutz bei Allergie-Apps 7-12

In Bezug auf den Datenschutz weisen auch diese Apps noch Lücken auf. Die Apps, die den Pollenflug tracken, greifen teilweise auf Standortdaten zu. Das ermöglicht eine genaue Vorhersage der Pollenflugsituation für den Anwender, sofern er die Standorterkennung aktiviert hat und sein Aufenthaltsort feststellbar ist. Der Zugriff auf die Daten wird in den Apps nicht eindeutig angegeben. Pollen-Radar ist die einzige App, bei der die Nutzungsbedingungen und die Datenschutzrichtlinie vor der Verwendung der App gelesen werden können. Die Apps Pollenflug-Vorhersage, Polleninfo, Allergohelp, Asthmahelfer und Pollenwarner geben keinen Hinweis zur Verwendung der erfassten Daten durch den Hersteller oder Dritte. Nicht jede App, die Daten erhebt, weist also auf die Datenschutzerklärung hin. Auch einen Passwort-Schutz für die persönlichen Daten zu Allergien oder Medikamenteneinnahme gibt es in keiner App.

9.5 Kommunikationsmöglichkeiten bei Allergie-Apps

Name der App / Kommunikation	Pollenflug-vorhersage	Polleninfo	Livocab direkt Pollenalarm-App	Pollen-Radar	MyMedico - der Gesundheitspass	Allergohelp Deutschland
Erfasste persönliche Daten für das Arzt/Apotheker-Gespräch bereitstellen	nein	nein	nein	nein	nein	nein
Forum in der App zum Austausch mit anderen Laien/Betroffenen	nein	nein	nein	nein	nein	nein
Kontakt Hersteller (Telefonbutton/Email-button)	nein	nein	ja	nein	ja	nein
Kontakt Arzt/Apotheker (Telefon-button/Email-button)	ja	ja	nein	nein	nein	ja
Interaktionsmöglichkeit soziale Netzwerke (Facebook, Twitter etc)	nein	nein	nein	nein	nein	nein
Weiterempfehlung der App via Link	nein	ja	nein	nein	nein	nein

Tabelle 32 - Kommunikationsmöglichkeiten bei Allergie-Apps 1-6

Name der App	Allergy Track	Asthmahelfer	Pollenwarner Tempo	Allergomanager	Pollenalarm	Allergiehelfer
Kommunikation						
Erfasste persönliche Daten für das Arzt/Apotheker-Gespräch bereitstellen	ja	ja	nein	ja	k.A.	nein
Forum in der App zum Austausch mit anderen Laien/Betroffenen	nein	nein	nein	nein	k.A.	nein
Kontakt Hersteller (Telefonbutton/Email-button)	nein	nein	ja	ja	k.A.	ja
Kontakt Arzt/Apotheker (Telefon-button/Email-button)	nein	nein	nein	ja	k.A.	nein
Interaktionsmöglichkeit soziale Netzwerke (Facebook, Twitter etc)	ja	nein	nein	nein	k.A.	nein
Weiterempfehlung der App via Link	ja	nein	nein	nein	k.A.	nein

Tabelle 33 - Kommunikationsmöglichkeiten bei Allergie-Apps 7-12

Der Kontakt zum Hersteller ist bei fünf der elf untersuchten Apps über einen Button einfach auswählbar gestaltet, sodass direkt aus der App heraus Kontakt aufgenommen werden kann. Sehr hilfreich ist auch die Funktion der direkten Kontaktaufnahme zu Ärzten oder Apothekern, wie es bei den Apps Allergomanager, Allergohelp, Pollenflugvorhersage und Polleninfo möglich ist. Auch Telefonnummern von Fachverbänden sind über einen Button wählbar (Pollen-Radar). Die App Allergomanager bietet außerdem die Möglichkeit, seine Notfallkontakte zu speichern und aus der App heraus auch einen Notruf zu wählen (siehe Abbildung 5). Ebenfalls nützlich für die Kommunikation mit dem Arzt oder Apotheker ist der Allergiepass der App My Medico, in der man seine Eingaben direkt mit einem Arzt oder Apotheker teilen kann. Hier ist es allerdings von Nachteil, dass alle Daten vom Anwender manuell eingegeben werden müssen und es dadurch zu Fehlern kommen kann.

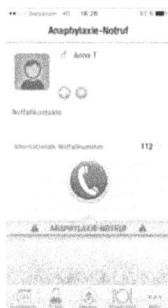

Abbildung 5 - Beispiel der Notruf-Funktion im Allergo-Manager

Auf der Webseite SimilarWeb liegen für vier Apps Downloadzahlen in der Kategorie Wetter vor: Pollenflugvorhersage (Rang 5), Polleninfo (Rang 56), Livocab (Rang 69) und Pollen-Radar (Rang 27). Die Apps für Pollenvorhersagen werden demnach deutlich häufiger heruntergeladen als die Apps für Rückenschmerzen, Reflux oder COPD.

Insgesamt sind die Apps für Allergiker nützlich, da sie langfristig eingesetzt werden können und die wichtigsten Informationen für die Patienten bereitstellen. Die Pollenflugdaten sind übersichtlich und mit Hilfe der App schnell zur Hand. Auch in der Kommunikation mit dem Arzt- oder Apotheker sind sie einsetzbar, da sie aufzeigen, welche Pollen gerade besonders stark sind und wie der Patient jeweils auf die Pollen reagiert. Zusätzlich wird in den Apps Allergohelp, Allergomanager und Asthmahelfer die Medikation aufgezeichnet, sodass auch diese dem Arzt zur Verfügung gestellt werden kann.

10 App-Auswertung zur Kontrazeption

Zum Thema Empfängnisverhütung wurden die Suchbegriffe Verhütung und Pille eingegeben und 15 Apps von Pharmaunternehmen gefunden:

App-Symbol	Name der App	Hersteller/Quellenangabe
	Frau sein	Bayer Vital (Jenapharm) (Bayer Vital (Jenapharm), 2011)
	QlairaApp	Bayer Pharma (Bayer Pharma, 2012)
	Meine biologische Uhr	Omega Pharma (Omega Pharma, 2015)
	Aristo- Meine Pille	Aristo Pharma (Aristo Pharma, 2014)
	Pill reminder	Ratiopharm (Ratiopharm, 2013)
	Remember me	MIBE (MIBE, 2015)
	Mein Eisprung	Urbia in Kooperation mit Steripharm (Urbia in Kooperation mit Steripharm, 2015)
	mKalender	Hexal (Hexal, 2014)
	Denk an mich	Sanofi-Aventis (Zentiva) (Sanofi-Aventis (Zentiva), 2014)
	Pillen Alarm	Jenapharm (Jenapharm, 2015)
	Never Forget	Rottapharm Madaus (Rottapharm Madaus, 2015)
	OvulaFacts	VivoSensMedical (VivoSensMedical , 2015)
	NuvaRing	MSD (MSD, 2015)
	Pill Reminder+	Bayer Healthcare (Bayer Healthcare, 2013)
	Med Planer	Hexal (Hexal, 2015)

Tabelle 34 - Überblick Kontrazeptions-Apps

10.1 Basisdaten und Zielsetzungen der Kontrazeptions-Apps

Name der App	Eisprungkalender-App	OvulaFacts-aktuelles Zykluswissen	mKalender	NuvaRing® Erinnerungs-App	Pill Reminder+	Frau sein	PillReminder - Denk an mich	Pillenalarm
Basisdaten Apple Store								
Kategorie	Gesundheit und Fitness	Medizin	Medizin	Medizin	Medizin	Medizin	Medizin	Medizin
Aktualisiert	20.08.15	04.11.15	14.10.14	09.06.15	25.07.13	13.10.11	27.10.14	07.07.15
Version	1.2	1.0	1.9.1	1.1	1.7.1	1.1	3.0.0	1.4
Größe (MB)	19,2	9	2,3	5,6	6,6	1,5	13,8	11,1
Altersfreigabe	12+	17+	4+	4+	4+	4+	12+	4+
Familienfreigabe für weitere Apple Geräte	ja	ja	ja	ja	ja	ja	ja	ja
Kompatibilität	iOS 6.1 oder neuer	iOS 7.0 oder neuer	iOS 5.0 oder neuer	iOS 7.1 oder neuer	iOS 4.3 oder neuer	iOS 3.0 oder neuer	iOS 7.0 oder neuer	iOS 6.0 oder neuer
Sprache Deutsch	ja	ja	ja	ja	ja	ja	ja	ja
Gratis	ja	ja	ja	ja	ja	ja	ja	ja
Zielsetzung								
Adhärenz-Förderung	nein	nein	ja	ja	ja	ja	ja	ja
Prävention	ja	nein	ja	ja	nein	ja	ja	ja
Werbung								
Produktwerbung	ja	ja	nein	nein	nein	nein	ja	nein
Unternehmenswerbung	nein	nein	ja	ja	ja	ja	nein	ja

Tabelle 35 - Basisdaten und Zielsetzungen der Kontrazeptions-Apps 1-8

Name der App	Never Forget	myQlairaApp™	Meine biologische Uhr DE	Meine-Pille App Aristo	ratiopharm Pill reminder	rememberMe2 - Pillenwecker	MedPlaner
Basisdaten Apple Store							
Kategorie	Gesundheit und Fitness	Medizin	Gesundheit und Fitness	Gesundheit und Fitness	Medizin	Medizin	Medizin
Aktualisiert	05.02.15	28.02.12	16.12.15	12.12.14	29.08.13	30.08.15	17.12.15
Version	2.0	1.0	1.0	1,3	1.0	2.1.1	1.1
Größe (MB)	3	23,4	19,2	25,7	22,9	19	9,6
Altersfreigabe	4+	4+	17+	4+	4+	4+	4+
Familienfreigabe für weitere Apple Geräte	ja	ja	ja	ja	ja	ja	ja
Kompatibilität	iOS 6.0 oder neuer	iOS 4.2 oder neuer	iOS 6.0 oder neuer	iOS 7.0 oder neuer	iOS 5.1 oder neuer	iOS 7.0 oder neuer	iOS 8.1 oder neuer
Sprache Deutsch	ja	ja	nein	ja	nein	ja	nein
Gratis	ja	ja	ja	ja	ja	ja	ja
Zielsetzung							
Adhärenz-Förderung	ja	ja	nein	ja	ja	ja	ja
Prävention	ja	ja	ja	ja	ja	ja	nein
Werbung							
Produktwerbung	nein	ja	ja	ja	ja	nein	nein
Unternehmenswerbung	nein	nein	nein	ja	ja	ja	ja

Tabelle 36 - Basisdaten und Zielsetzungen der Kontrazeptions-Apps 9-15

11 der 15 identifizierten Apps zum Thema Empfängnisverhütung wurden der Kategorie Medizin zugeordnet, die anderen vier der Kategorie Gesundheit & Fitness. Vier Apps kommen aus dem Bayer Konzern, gefolgt von zwei Apps von Hexal. Acht Apps wurden im Jahr 2015 zuletzt aktualisiert. Bei den anderen sieben Apps liegt die letzte Aktualisierung länger zurück: Frau sein (2011); mKalender (2014), Pillreminder+ (2013), Pillreminder (2014), MyQlaira (2012), Aristo (2014) und Ratiopharm (2013). Im Vergleich zu Top-Apps, die mehrmals jährlich aktualisiert werden, zeigt dieses Bild, dass die Apps keinen großen Fokus innerhalb des Unternehmens einnehmen. Fast alle Apps wurden im App Store als unbedenklich eingestuft, was durch die Freigabe ab 4 Jahren kenntlich gemacht wird. Die Alterskennzeichnung sagt nichts über die Relevanz für die Altersgruppe aus, da Apps für Empfängnisverhütung für diese Altersgruppe offensichtlich nicht gemacht sind. Zwei Apps sind aufgrund von sexuellen Inhalten oder medizinischen bzw. Behandlungsinformationen erst ab 12 Jahren freigegeben und zwei Apps ab 17 Jahren empfohlen. Bei den Apps ab 17 Jahren sind die medizinischen Inhalte bzw. die Behandlungsinformationen stark ausgeprägt. Die Angaben werden vom Hersteller der App getätigt und von Apple geprüft.

Die Zielsetzungen der Apps sind im Apple App Store in Bezug auf die Inhalte gut beschrieben. Ob eine App fehlerfrei auf dem Gerät läuft, ist im Vorfeld nicht eindeutig erkennbar.

Die Apps zur Empfängnisverhütung dienen überwiegend der Adhärenz und Prävention ungewollter Schwangerschaften. Schwerpunkte der Apps sind die Erinnerungsfunktion an die Pilleneinnahme und das Aufzeichnen des Zyklus. Dazu werden auch Informationen zur Verhütung, Ernährung und Intimpflege gegeben.

10.2 Funktionen und Usability der Kontrazeptions-Apps

Name der App	Eisprungkalender-App	OvulaFacts-aktuelles Zykluswissen	mKalender	NuvaRing® Erinnerungs-App	Pill Reminder+	Frau sein	PillReminder - Denk an mich	Pillenalarm
Funktionen								
Tracking Intim	ja	nein	ja	nein	nein	nein	ja	nein
Tracking Periode/Kalenderüberblick	ja	nein	ja	nein	ja	ja	ja	ja
Tracking BMI/Gewicht	nein	nein	nein	nein	nein	ja	nein	nein
Ratgeber zu Eisprung und Schwangerschaft	ja	ja	nein	nein	nein	nein	nein	nein
Tracking Einnahme Pille/Ring/Medikament	nein	nein	ja	ja	ja	ja	ja	ja
Information zur Einnahme Pille	nein	nein	ja	nein	nein	nein	ja	ja
Informationen zum Zyklus allgemein	ja	ja	nein	nein	nein	nein	nein	ja
Hilfestellung/Tipps zur Verhütung	nein	nein	nein	nein	ja	nein	nein	ja
Information, falls Pilleneinnahme nicht erfolgt ist	nein	nein	nein	nein	nein	nein	ja	ja
Quiz	nein	ja	nein	nein	nein	nein	nein	nein
Tracking Empfinden (z.B. Schmerzen)	nein	nein	ja	nein	nein	ja	ja	ja
Feedback Tracking-Daten/Auswertung persönlich erfasster Daten	nein	nein	nein	nein	nein	nein	nein	nein
Fragebogen Symptome/Selbsttest Zyklustyp	nein	ja	nein	nein	nein	nein	nein	nein
Information zur Ernährung	ja	nein	nein	nein	nein	nein	nein	nein
Auswertung vom einmaligen Selbsttest	nein	ja	nein	nein	nein	nein	nein	nein
Erinnerungsfunktion	nein	nein	ja	ja	ja	ja	ja	ja
Tagebuch	ja	nein	nein	nein	nein	nein	ja	ja
Eigenes Profil erstellen und verwalten	ja	nein	nein	nein	nein	nein	ja	nein
Push Nachrichten empfangen	ja	ja	ja	ja	ja	ja	ja	ja
Apotheken/Arztfinder	nein	nein	nein	nein	nein	nein	nein	nein
Link zu weiterführenden Informationen	ja	ja	nein	ja	ja	ja	ja	ja
Usability								
Fehlerfreie Navigation	ja	ja	ja	ja	ja	nein	ja	ja
Design (klare Konturen, übersichtlich)	gut	mittel	mittel	gut	mittel	mittel	gut	gut
Kontrast	stark	mittel	mittel	stark	stark	stark	stark	stark
Schriftgröße	groß	mittel	mittel	groß	groß	mittel	groß	groß
Buttons unverwechselbar	ja	ja	nein	ja	ja	ja	ja	ja
Visuelles Feedback zu Funktionen	ja	ja	ja	ja	ja	ja	ja	ja
Auswahlmenüs anstatt Freitext	ja	ja	ja	ja	ja	ja	ja	ja
Text für Laien verständlich	ja	ja	ja	ja	ja	ja	ja	ja
Text gut strukturiert	ja	ja	ja	ja	ja	ja	ja	ja
Selbsterklärende Funktionen	ja	ja	ja	ja	ja	ja	ja	ja
Offline Nutzung möglich	nein	ja	ja	ja	ja	ja	ja	ja
Zur häufigen Anwendung geeignet	ja	nein	ja	ja	ja	ja	ja	ja
Zur langfristigen Anwendung geeignet	ja	ja	ja	ja	ja	ja	ja	ja

Tabelle 37 - Funktionen und Usability der Kontrazeptions-Apps 1-8

Name der App	Never Forget	myQlairaApp™	Meine biologische Uhr DE	Meine-Pille App Aristo	ratiopharm Pill reminder	rememberMe2 - Pillenwecker	MedPlaner
Funktionen							
Tracking Intim	ja	nein	ja	nein	nein	ja	nein
Tracking Periode/Kalenderüberblick	ja	nein	ja	ja	nein	nein	nein
Tracking BMI/Gewicht	ja	nein	ja	nein	nein	nein	nein
Ratgeber zu Eisprung und Schwangerschaft	nein	nein	ja	nein	nein	nein	nein
Tracking Einnahme Pille/Ring/Medikament	ja	ja	nein	ja	ja	ja	ja
Information zur Einnahme Pille	ja	ja	nein	ja	nein	nein	ja
Informationen zum Zyklus allgemein	ja	nein	ja	nein	nein	nein	nein
Hilfestellung/Tipps zur Verhütung	ja	nein	nein	nein	nein	nein	nein
Information, falls Pilleneinnahme nicht erfolgt ist	ja	ja	nein	ja	nein	nein	nein
Quiz	nein	nein	nein	nein	nein	nein	nein
Tracking Empfinden (z.B. Schmerzen)	ja	nein	ja	ja	nein	ja	nein
Feedback Tracking-Daten/Auswertung persönlich erfasster Daten	nein	nein	nein	nein	nein	nein	ja
Fragebogen Symptome/Selbsttest Zyklustyp	nein	nein	nein	nein	nein	nein	nein
Information zur Ernährung	ja	nein	ja	nein	nein	nein	nein
Auswertung vom einmaligen Selbsttest	nein	nein	nein	nein	nein	nein	nein
Erinnerungsfunktion	ja	ja	ja	ja	ja	ja	ja
Tagebuch	ja	nein	ja	nein	ja	ja	nein
Eigenes Profil erstellen und verwalten	ja	nein	ja	ja	nein	nein	nein
Push Nachrichten empfangen	ja	ja	ja	ja	ja	ja	ja
Apotheken/Arztfinder	nein	nein	nein	nein	nein	nein	nein
Link zu weiterführenden Informationen	ja	ja	nein	nein	ja	ja	ja
Usability							
Fehlerfreie Navigation	ja	ja	ja	ja	ja	ja	ja
Design (klare Konturen, übersichtlich)	mittel	mittel	gut	gut	gut	mittel	gut
Kontrast	schwach	stark	stark	stark	stark	mittel	stark
Schriftgröße	mittel	groß	mittel	groß	groß	groß	mittel
Buttons unverwechselbar	ja	ja	ja	ja	ja	ja	ja
Visuelles Feedback zu Funktionen	ja	ja	ja	ja	ja	ja	ja
Auswahlmenüs anstatt Freitext	ja	ja	ja	ja	ja	nein	ja
Text für Laien verständlich	ja	ja	ja	ja	ja	ja	ja
Text gut strukturiert	ja	ja	ja	ja	ja	ja	ja
Selbsterklärende Funktionen	ja	ja	ja	ja	ja	ja	ja
Offline Nutzung möglich	ja	ja	ja	ja	ja	ja	ja
Zur häufigen Anwendung geeignet	ja	ja	ja	ja	ja	ja	ja
Zur langfristigen Anwendung geeignet	ja	ja	ja	ja	ja	ja	ja

Tabelle 38 - Funktionen und Usability der Kontrazeptions-Apps 9-15

Alle Apps verfügen über die Funktion Push-Nachrichten. Diese dient der Erinnerung zur Pilleneinnahme, zur Feststellung des Eisprungs oder zum Einsetzen des Verhütungsrings. Auch Erinnerungsfunktionen ohne Push-Nachrichten können bei den meisten Apps aktiviert werden. Adhärenz ist insbesondere für die zeitgerechte Pilleneinnahme oder für das Einsetzen und Entnehmen von Verhütungsringen wichtig, um deren Wirksamkeit sicherzustellen. Deshalb haben 12 der 15 untersuchten Apps auch eine Trackingfunktion für das Medikament. Einen Link zu weiterführenden Informationen auf der Webseite gibt es in 12 Apps.

Die Apps sind teilweise individuell zu den Produkten des Herstellers gestaltet, sodass für die Verwendung ein konkretes Produkt des Herstellers ausgewählt werden muss. Die App Aristo benötigt den Namen der Pille zusätzlich als Freischaltung für die Nutzung. Bei der App von Ratiopharm und der Denk-an-mich-App gibt es eine Drop-down Auswahlliste der Kontrazeptiva des Herstellers.

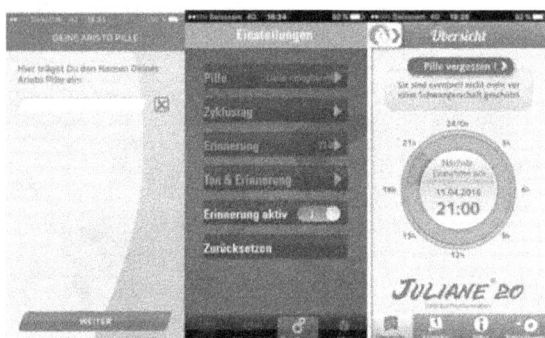

Abbildung 6 - Beispiele für die produktspezifische Gestaltung - Aristo, Ratiopharm und Denk-an-mich-App

Die fehlerfreie Navigation war bei allen Apps, außer in der App Frau sein, möglich. Im Hinblick auf die Übersichtlichkeit gibt es Unterschiede in den Apps. Ovula-Facts, mKalender, Pillreminder+, Frau sein, Never Forget, My Qlaira und Remember me 2 sind nicht sehr übersichtlich aufgebaut, was die Navigation erschwert. Der farbliche Kontrast zwischen Hintergrund und Schriftfarbe, als auch die Schriftgröße, können ebenfalls bei einigen Apps optimiert werden (siehe Tabellen 37+38). Bis auf die App Pillenwecker verfügen alle Apps über vordefinierte Texte und Buttons zur Auswahl. Diese sind durch ein visuelles Feedback unterstützt, sodass der Anwender seine Eingaben farbig markiert sehen kann.

Alle Apps sind zur langfristigen Anwendung geeignet und können offline genutzt werden. Um die Community-Funktion in der Mein-Eisprung-App zu verwenden, muss der Anwender jedoch einen Internetzugang haben.

10.3 User-Bewertungen und Qualität der Kontrazeptions-Apps

Name der App	Eisprungkalender-App	OvulaFacts-aktuelles Zykluswissen	mKalender	NuvaRing® Erinnerungs-App	Pill Reminder+	Frau sein	PillReminder - Denk an mich	Pillenalarm
User-Bewertungen								
Bewertung User (Durchschnitt) 1 - 5 Sterne	5	5	3	3,5	3,5	3	3	3,5
Anzahl Bewertungen (alle Versionen)	1212	7	1006	8	48	47	286	23
Anzahl Kommentare	561	3	309	8	39	11	260	20
Qualität								
Impressum in der App	nein	ja	nein	ja	ja	nein	ja	ja
Autoren benannt	nein	nein	nein	nein	nein	ja	nein	nein
Qualitätssiegel	nein	nein	nein	nein	nein	nein	nein	nein
Freigabe der App durch Code vom Arzt/Apotheker/Hersteller	nein	nein	nein	nein	nein	nein	nein	nein
Feedback zu Anwendung und Datenschutz	ja	ja	nein	ja	nein	nein	ja	ja
CE - Medizinprodukt Kennzeichnung	nein	nein	nein	nein	nein	nein	nein	nein
Kooperationspartner	ja	nein	nein	nein	nein	nein	nein	nein
Ländereinschränkung	nein	nein	nein	ja	k.A.	k.A.	nein	k.A.
Bei Produktwerbung: Packungsbeilage/ausführliche Produktinformation	nein, online	nein, online	keine Werbung	ja	keine Werbung	keine Werbung	ja	keine Werbung

Tabelle 39 - User-Bewertungen und Qualität der Kontrazeptions-Apps 1-8

Name der App	Never Forget	myQlairaApp™	Meine biologische Uhr DE	Meine-Pille App Aristo	ratiopharm Pill reminder	rememberMe2 - Pillenwecker	MedPlaner
User-Bewertungen							
Bewertung User (Durchschnitt) 1 - 5 Sterne	3	1,5	keine	keine	keine	2,5	keine
Anzahl Bewertungen (alle Versionen)	83	7	keine	keine	keine	39	keine
Anzahl Kommentare	74	4	keine	2	1	36	3
Qualität							
Impressum in der App	ja	ja	nein	ja	ja	nein	ja
Autoren benannt	nein	nein	nein	nein	nein	nein	nein
Qualitätssiegel	nein	nein	nein	nein	nein	nein	nein
Freigabe der App durch Code vom Arzt/Apotheker/Hersteller	nein	nein	nein	nein	nein	nein	nein
Feedback zu Anwendung und Datenschutz	ja	nein	ja	ja	ja	nein	ja
CE - Medizinprodukt Kennzeichnung	nein	nein	nein	nein	nein	nein	nein
Kooperationspartner	nein	nein	nein	nein	nein	nein	nein
Ländereinschränkung	k.A.	k.A.	k.A.	k.A.	k.A.	k.A.	nein
Bei Produktwerbung: Packungsbeilage/ausführliche Produktinformation	nein	ja	nein	nein	nein	keine Werbung	keine Werbung

Tabelle 40 - User-Bewertungen und Qualität der Kontrazeptions-Apps 9-15

Die meisten Sterne bei der Bewertung weisen die Apps Eisprung-Kalender und Ovula-Facts auf. Im Zusammenhang mit der Anzahl der Bewertungen schneidet auch der Pillreminder gut ab. Die meisten Apps zum Thema Empfängnisverhütung haben eine hohe Anzahl an Bewertungen und auch an Kommentaren. Die App Eisprung-Kalender hat 1212 Bewertungen und 562 Kommentare erhalten. Sie wird in den meisten Fällen als übersichtlich und hilfreich bewertet. Diese App ist von Urbia, einem Unternehmen des Verlags Gruner und Jahr, und wird vom Pharmaunternehmen Steripharm mit Werbeschaltungen unterstützt. Das Impressum ist bei den Apps Eisprung-Kalender, mKalender, Frau sein, Meine biologische Uhr und Remember me 2 gar nicht oder nicht vollständig angegeben. Die Autoren sind in Informationstexten der App Frau sein genannt. Auch die Packungsbeilagen oder ausführlichen Produktinformationen konnten aus den Apps heraus in nur drei Fällen abgerufen werden (MyQlaira, Nuva-Ring, Pillreminder).

10.4 Datenschutz bei Kontrazeptions-Apps

Name der App	Eisprungkalender-App	OvulaFacts-aktuelles Zykluswissen	mKalender	NuvaRing® Erinnerungs-App	Pill Remindert	Frau sein	PillReminder - Denk an mich	Pillenalarm
Datenschutz								
Nutzungsbedingungen vor Verwendung der App zustimmen	nein	nein	nein	ja	ja	ja	ja	ja
Datenschutzrichtline vor Download der App abrufbar	nein	ja	nein	ja	nein	nein	nein	nein
Datenschutzerklärung in App bzw. aus App abrufbar	nein	nein	nein	ja	ja	nein	ja	nein
Kontakt Datenschutzbeauftragte beim Hersteller	nein	nein	nein	ja	nein	nein	ja	nein
Passwort-Schutz pers. Daten	nein	nein	ja	ja	nein	ja	ja	nein
Verwendung der erfassten Daten durch den Hersteller	k.A.	nein	k.A.	ja	k.A.	k.A.	k.A.	k.A.
Art der Datenerhebung z.B. Standort, Adressen, Kalender	k.A.	nein	nein	Nutzungs daten anonym	k.A.	k.A.	k.A.	k.A.

Tabelle 41 - Datenschutz bei Kontrazeptions-Apps 1-8

Name der App	Never Forget	myQlairaApp™	Meine biologische Uhr DE	Meine-Pille App Aristo	ratiopharm Pill reminder	rememberMe2 - Pillenwecker	MedPlaner
Datenschutz							
Nutzungsbedingungen vor Verwendung der App zustimmen	ja	ja	nein	ja	ja	nein	ja
Datenschutzrichtline vor Download der App abrufbar	ja	nein	nein	nein	nein	nein	nein
Datenschutzerklärung in App bzw. aus App abrufbar	nein	ja	nein	ja	ja	nein	ja
Kontakt Datenschutzbeauftragte beim Hersteller	nein	nein	nein	nein	ja	nein	ja
Passwort-Schutz pers. Daten	nein	nein	nein	nein	nein	ja	nein
Verwendung der erfassten Daten durch den Hersteller	nein	nein	k.A.	nein	ja	k.A.	nein
Art der Datenerhebung z.B. Standort, Adressen, Kalender	nein	keine	k.A.	keine Verwendung	Nutzungsdaten anonym	k.A.	nein

Tabelle 42 - Datenschutz bei Kontrazeptions-Apps 9-15

Bei zehn der untersuchten Apps muss der Anwender im Vorfeld den Nutzungsbedingungen zustimmen, da die App sonst nicht genutzt werden kann (siehe Tabellen 41+42). In der Aristo-App muss der Anwender die Nutzungsbedingungen, Datenschutzerklärung und den Haftungsausschluss lesen und akzeptieren bevor die App überhaupt verwendet werden kann.

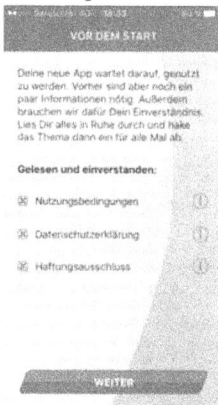

Abbildung 7 - Beispiel Nutzungsbedingungen vor dem Start - Aristo

Dadurch wird sichergestellt, dass sich der Anwender bewusst ist, dass die App keinen Arztbesuch ersetzt. Auch die Verantwortung liegt beim Verwender der App und nicht beim Hersteller im Falle einer fehlerhaften Funktion in der App, die zum Vergessen der Einnahme der Pille führen könnte. Bei vier Apps (Nuva-Ring, Pill-reminder, Ratiopharm und MedPlaner) gibt es die direkte Kontaktmöglichkeit zum Datenschutzbeauftragten des Unternehmens per Email oder Telefon.

Da in den Apps viele persönliche Informationen wie der Zyklus, Wohlbefinden oder Intimitäten eingetragen werden können, ist es empfehlenswert einen gesonderten Passwort-Schutz zu aktivieren. Fünf Apps verfügen über einen solchen Passwort-Schutz, um die persönlichen Trackingdaten zu schützen. Den Nutzungsbedingungen müssen die Anwender vor dem Verwenden der App überwiegend zustimmen, beim Thema Datenschutz hingegen besteht noch Verbesserungsbedarf. Somit weiß der Anwender nicht, was mit seinen Daten passiert. Teilweise wird in der App auf eine Datenschutzklausel aus dem Internet hingewiesen, in der Angaben zur Nutzung der Daten seitens der Hersteller gemacht wird. Die Apps greifen laut Herstellerinformation, bis auf die App Nuva-Ring, auf keine weiteren Daten im Smartphone zu.

10.5 Kommunikationsmöglichkeiten bei Kontrazeptions-Apps

Name der App	Eisprungkalender-App	OvulaFacts-aktuelles Zykluswissen	mKalender	NuvaRing® Erinnerungs-App	Pill Reminder+	Frau sein	PillReminder - Denk an mich	Pillenalarm
Kommunikation								
Erfasste persönliche Daten für das Arzt/Apotheker-Gespräch bereitstellen	nein	nein	nein	nein	nein	nein	nein	ja
Forum in der App zum Austausch mit anderen Laien/Betroffenen	ja	nein	nein	nein	nein	nein	nein	nein
Kontakt Hersteller (Telefonbutton/Email-button)	ja	ja	nein	ja	nein	nein	ja	ja
Kontakt Arzt/Apotheker (Telefon-button/Email-button)	nein	nein	nein	nein	nein	nein	ja	ja
Interaktionsmöglichkeit soziale Netzwerke (Facebook, Twitter etc)	nein	nein	nein	nein	nein	nein	nein	nein
Weiterempfehlung der App via Link	ja	nein	nein	nein	nein	nein	ja	nein

Tabelle 43 - Kommunikationsmöglichkeiten bei Kontrazeptions-Apps 1-8

Name der App	Never Forget	myQlairaApp™	Meine biologische Uhr DE	Meine-Pille App Aristo	ratiopharm Pill reminder	rememberMe2 - Pillenwecker	MedPlaner
Kommunikation							
Erfasste persönliche Daten für das Arzt/Apotheker-Gespräch bereitstellen	ja	nein	nein	ja	nein	nein	nein
Forum in der App zum Austausch mit anderen Laien/Betroffenen	nein	nein	nein	nein	nein	nein	nein
Kontakt Hersteller (Telefonbutton/Email-button)	ja	nein	ja	ja	nein	nein	ja
Kontakt Arzt/Apotheker (Telefon-button/Email-button)	nein	nein	nein	nein	nein	nein	nein
Interaktionsmöglichkeit soziale Netzwerke (Facebook, Twitter etc)	nein	nein	nein	nein	nein	nein	nein
Weiterempfehlung der App via Link	ja	nein	nein	nein	nein	nein	nein

Tabelle 44 - Kommunikationsmöglichkeiten bei Kontrazeptions-Apps 9-15

Die Telefonnummer oder Email-Adresse des Herstellers ist in neun Apps einfach zu finden und zu verwenden (siehe Tabellen 43+44). Es können nur bei den Apps Never Forget und Aristo Daten direkt mit dem Arzt oder Apotheker ausgetauscht werden. In der Mein-Eisprung-App kann aus der App heraus auf die Community der Website zugegriffen werden, um sich zum Thema Schwangerschaft auszutauschen. Keine App ist an soziale Medien wie Facebook oder Twitter angebunden.

Laut SimilarWeb ist die App Mein Eisprung auf Rang 27 in der Kategorie Gesundheit & Fitness. In der Kategorie Medizin sind die Apps Ovula-Facts (Rang 180), mKalender (Rang 46), NuvaRing (Rang 25), Pillreminder (Rang 1), Pillenalarm (Rang 13) und RememberMe2 (Rang 125) aufgeführt. Für alle anderen Apps liegen keine Ranking-Daten vor.

Insgesamt bieten die Apps von Pharmaunternehmen zum Thema Empfängnisverhütung einen Nutzen für die Anwender zur Unterstützung der regelmäßigen Pilleneinnahme, insbesondere wenn sie auf ein konkretes Produkt abgestimmt sind, oder sie helfen den eigenen Zyklus besser zu verstehen. Chancen bestehen in dem Einbezug von Ärzten oder Apothekern, die Patienten über die Apps von den Pharmaunternehmen informieren, um die Adhärenz stärker zu fördern. In Bezug auf die Usability können die Apps noch einfacher gestaltet werden. Es werden viele Daten erfasst, die mit großer Wahrscheinlichkeit nicht alle verwendet werden. Alle Apps eignen sich für die langfristige, tägliche Anwendung.

11 Diskussion der Ergebnisse

22 der insgesamt untersuchten Apps wurden zuletzt im Jahr 2015 aktualisiert. Das sind 52% aller untersuchten Apps. Bei den anderen Apps liegt die Aktualisierung weiter zurück. Somit sind 48% der Apps nicht auf dem neusten Stand der Technik und anfälliger für Störungen.

Die Anzahl und Auswahl der Funktionen ist der jeweiligen Indikation angepasst. Sie unterscheiden sich voneinander. Erinnerungsfunktionen sind bei der Medikamenteneinnahme eine wichtige Funktion, während es bei Allergien die Pollenflugdaten sind.

In der Anwendungsfreundlichkeit der Apps sind Kontrast und Schriftgröße teilweise zu optimieren. Eine zu kleine Schriftgröße und zu viel Text sind nicht leserfreundlich. Auch der Kontrast zwischen der Schriftfarbe und der Hintergrundfarbe ist nicht immer optimal gewählt. Bei fast allen Apps gibt es ein visuelles Feedback, wenn man einen Button anklickt. Die meisten Funktionen der Apps sind selbsterklärend. Teilweise gibt es Anleitungen zur Verwendung der App.
Die Apps zur Empfängnisverhütung sind für die langfristige, tägliche Anwendung entwickelt worden. Lediglich bei den Apps zu COPD ist dies nicht der Fall. Sie sind eher für die einmalige oder kurzfristige Anwendung erstellt worden. Für Reflux Patienten bieten die derzeitigen Apps von Pharmaunternehmen noch keinen Mehrwert, der die häufige Anwendung attraktiv macht.

Es ist schwer herauszufinden, ob eine App bereits als Medizinprodukt registriert ist. Bei keiner App war ein CE-Zeichen erkennbar. Im Beschreibungstext der Apps Valedo und Ovula-Facts wurde jedoch erwähnt, dass es sich um ein Medizinprodukt handelt. Hier ist nicht klar abgegrenzt, ob damit die App selbst oder das dazugehörige Produkt gemeint ist.

Von allen 42 untersuchten Apps ist eine Datenschutzklausel ist nur bei neun Apps vor dem Herunterladen der App angegeben. Fünfzehn Apps zeigen die Nutzungsbedingungen vor der Nutzung der App zur Zustimmung an.

Der Versand persönlicher Daten wie Krankheitsverläufe per Email aus der App birgt ein Sicherheitsrisiko für den Patienten, da die Mail-Verbindungen, insbesondere bei Gratis-Diensten, nicht hundertprozentig geschützt sind. Sofern man persönliche Daten speichern kann, ist es sinnvoll, diese mit einem zusätzlichen Passwort zu schützen.

Ärzte und Apotheker sind bisher nicht ausreichend in die App-Nutzung eingebunden. Es gibt zwar teilweise eine Standortsuche für Apotheken und Ärzte oder die Möglichkeit, die Telefonnummer des Arztes direkt in der App zu speichern, jedoch ist es für die Arzt-Patienten-Kommunikation nur ein erster Schritt. Sinnvoller sind Apps, die einen Freigabe-Code benötigten, der über den Arzt erhältlich ist.

Das Tracking von Daten wie Bewegung, Ernährung, Menstruation oder andere Körpermesswerte funktioniert auch über die Apple-Health-App, die im iPhone vorinstalliert ist. Auch eine Erinnerungsfunktion ist in jedem Smartphone bereits enthalten. Wenn eine App also von Patienten mit einem individuellen Mehrwert verbunden sein soll, muss sie mehr Funktionen bieten als diejenigen, die ohnehin schon auf dem Smartphone installiert sind. Hier können Pharmaunternehmen ansetzen und ihre Stärken in Bezug auf das Wissen über Patienten, Kontakte zu Ärzten, Apothekern und Krankenkassen einsetzen. Es ist gut möglich, dass Apps in ein paar Jahren durch neue Technologien ersetzt werden oder Apps mit anderen Technologien kombiniert werden. Auch die Spracheingabe und -ausgabe wird bei den Smartphones stetig verbessert. Siri, als Sprach-Assistent auf dem iPhone, beantwortet jetzt schon einfache Fragen. Das Programm könnte weiterentwickelt auch in der Lage sein, Fragen zur Gesundheit zu stellen und Antworten zu geben. Der App Markt der Zukunft wird sich verändern und auch das Gesundheitssystem wird sich weiterhin digitalisieren, d.h. auch Patienten werden mehr und mehr auf eine digitale Unterstützung angewiesen sein.

Die Apps in den untersuchten Kategorien zeigen, dass die Kommunikationsmöglichkeiten zwischen den Patienten, Herstellern, Ärzten und Apothekern sowie Krankenkassen noch nicht voll ausgeschöpft werden.

Das Ziel der Patientenkommunikation aus Sicht der Pharmaunternehmen ist in erster Linie die Produkttreue des Patienten, sowie die Neugewinnung von Patienten für Innovationen im Bereich Medizinprodukte und OTC-Produkte. Für verschreibungspflichtige Produkte ist die direkte Kommunikation zwischen Hersteller und Patient eingeschränkt. Deshalb läuft die Kommunikation zu den angebotenen Produkten in erster Linie über die verordnenden Ärzte. Ärzte und Apotheker informieren die Kunden zusätzlich über die korrekte Anwendung der Arzneimittel und müssen deshalb aus Sicht der Pharmaunternehmen gut darüber informiert werden. Insgesamt können Chancen darin liegen, die Kunden an eine bestimmte App zu binden, indem diese mit der Einnahme von einem konkreten Arzneimittel gekoppelt ist. Die Apps für Empfängnisverhütung binden teilweise durch die Eingabe des jeweiligen Kontrazeptivums die Patienten an ein Produkt bzw. sind auf konkrete Produkte des Unternehmens abgestimmt. Eine weitere Chance für die Pharmaunternehmen liegt in der Entwicklung eines eigenständigen, digitalen Medizinproduktes zur Unterstützung der normalen Medikation.

Erkennbare Risiken für die Patienten liegen vor allem im Datenschutz. Es ist in vielen Apps nicht transparent, ob Daten während der Nutzung der App durch Dritte erhoben werden und was mit den Daten geschieht. Nur durch eine hohe Transparenz in dieser Frage kann das Vertrauen zwischen Anwender und Hersteller gestärkt werden und es können Daten, nach Freigabe durch den Anwender, gezielt für die Weiterentwicklung von Produkten genutzt werden. Viele Smartphone-Verwender sind es gewohnt, Daten zur Verbesserung von Online-Dienstleistungen automatisch an den Dienstanbieter zu übermitteln.

Das Kommunikationsziel zwischen Ärzten und Patienten ist im ersten Schritt oft die Anamnese, um Vorerkrankungen sowie deren Medikation zu kennen und eine Diagnose stellen zu können. Dem folgt die Therapie, die für den Patienten einfach und verständlich dargelegt werden soll, um die Therapietreue sicherzustellen. Das Kommunikationsziel zwischen Apothekern und Patienten ist ähnlich. Auch hier wird, z.B. in der Selbstmedikation, über gezielte Fragestellungen versucht herauszufinden, was die Symptome des Patienten sind und was er bereits gegen seine Erkrankung unternommen hat, z.B. durch die Einnahme von Medikamenten. Bei COPD gibt es bisher sehr wenige Apps von Pharmaunternehmen, die Kommunikation und Adhärenz unterstützen. Die Apps zur Empfängnisverhütung könnten in den Apotheken und Arztpraxen z.B. in Form eines Produktcodes mit dem entsprechenden Medikament abgegeben werden, um den produktspezifischen Einsatz zu fördern. Dieser Ansatz könnte auch damit verbunden werden, dass die Apps kostenpflichtig sind und der Anwender für den Freischaltungscode der App in der Apotheke oder direkt beim Arzt bezahlen muss (ggf. mit Rückerstattung der Krankenkasse). Eine wichtige Voraussetzung ist dabei, dass die App mehr als eine Erinnerungsfunktion zur Pilleneinnahme bietet und einen signifikanten Mehrwert für den Anwender darstellt.

Risiken beim Einsatz von Apps liegen vor allem im Datenaustausch zu Tracking-werten mit dem Arzt und Apotheker. Außerdem birgt der Einsatz von Apps ein Risiko, wenn sich der Arzt auf die Auswertungen der Apps verlässt und diese Daten nicht genau sind. Denn das kann zu Fehlentscheidungen führen. Ärzte und Apotheker sollten auch stärker dazu animiert werden, aktiv nachzufragen, ob Patienten bereits gesundheitsrelevante Apps nutzen und welche Daten sie dabei erfassen.

Das Kommunikationsziel zwischen Krankenkassen und Patienten ist es, die Patienten durch gesunde Lebensführung gesund zu erhalten und dadurch Kosten für Behandlungen einzusparen. In die hier untersuchten Apps sind Krankenkassen bisher nicht eingebunden. Durch den Einsatz der Apps z.B. zum Thema Allergien können Patienten aber gezielter ihre Medikamente einnehmen, was auch der Krankenkasse zu Gute kommt. Auch die Apps zur Empfängnisverhütung können dazu beitragen, dass durch bessere Adhärenz die Kosten für die Krankenkassen z.B. für Schwangerschaftsabbrüche reduziert werden. Hier könnte überlegt werden, ob Apps jungen Frauen , die ihre Pille von der Krankenkasse erstattet bekommen, auch eine entsprechende App verwenden müssen, um die Adhärenz zu fördern.

Die Krankenkassen können theoretisch auch Patienten für das regelmäßige Erfassen und Übermitteln der Daten Rückzahlungen gewähren oder für den Patienten besonders geeignete Ärzte vorschlagen. Das kann aber auch Nachteile für den Verwender mit sich bringen, insbesondere dann, wenn die Beiträge der Krankenkassen mit der App-Anwendung verknüpft werden. Chancen und Risiken im Einsatz von Apps aus Sicht der Krankenkassen bilden ein sehr umfassendes Thema und müssen in einer weiterführenden Arbeit separat analysiert werden.

Aus Sicht der Patienten ist es schwer, sich im Dschungel der angebotenen Apps zurechtzufinden. Es ist unwahrscheinlich, dass ein Patient gezielt nach einer App von einem Pharmaunternehmen sucht, wenn er nicht im Vorfeld über Werbung oder den Arzt darauf aufmerksam gemacht wurde. Um sich zwischen den Apps leichter zu entscheiden, muss sich der Patient im Vorfeld genau fragen, zu welchem Zweck er die App benötigt. Hilfestellungen dazu gibt es bereits von einigen Krankenkassen.
Seitens der Techniker Krankenkasse (Universitätsklinikum Freiburg, 2015) oder der Deutschen Angestellten Krankenkasse (DAK, 2015) stehen bereits Checklisten zur Verfügung, die es dem Patienten erleichtern sollen, seriöse und nützliche Apps von

unseriösen zu unterscheiden. Auch der Verband der forschenden Pharmaunternehmen hat eine Publikation für Patienten zur Nutzung von Health Apps veröffentlicht (www.vfa.de).

Aus den untersuchten Apps ergeben sich folgende 10 Fragen, die ein Patient beantworten sollte, bevor er eine App für seine Erkrankung herunterlädt:

1. Ist die App für mich sehr wichtig und auch nützlich?
2. Entspricht die Zusammenfassung der Funktionen im App Store meinen Wünschen an die App?
3. Ist das Impressum klar benannt?
4. Ist die Datenschutzrichtlinie inkl. Kontaktmöglichkeit zum Datenschutzbeauftragen des Unternehmens vorhanden?
5. Habe ich die Nutzungsbestimmungen vor dem Herunterladen gelesen und verstanden?
6. Ist die Navigation einfach und die App übersichtlich gestaltet?
7. Ist die Navigation fehlerfrei?
8. Soll die App häufig über einen längeren Zeitraum angewandt werden?
9. Verwende ich Produkte/Medikamente des Herstellers der App?
10. Ist mein Arzt/Apotheker über die App informiert?

Falls eine Frage mit nein beantwortet wird, sollte sich der Patient überlegen, ob die App für seine Anforderungen einen Mehrwert bietet und er diese langfristig und häufig benutzen wird.

12 Schlussfolgerungen und Ausblick

Die Apps in den ausgewählten Kategorien müssen in puncto Funktionalität und Nutzen für den Anwender weiter optimiert werden. Das Erfassen von Daten durch die Anwender steht noch nicht mit dem Nutzen für den Anwender in akzeptablem Verhältnis. Nutzungsbedingungen und Datenschutzrichtlinien müssen transparenter dargestellt werden, um das Vertrauen der Anwender zu erhalten. Patienten sollten sich anhand einer Checkliste genau überlegen, welche Gesundheits-Apps von Pharmaunternehmen für sie einen Mehrwert im täglichen Leben darstellen, denn nur so ist eine konstante Nutzung zu erwarten.

Um als Pharmaunternehmen eine App erfolgreich zu entwickeln und zu gestalten, muss diese den Bedürfnissen der Patienten und des Pharmaunternehmens gleichermaßen angepasst werden. Es sollte genau analysiert werden, welchen Nutzen die App bietet und wie sie zielgruppenspezifisch beworben werden kann. Eine fehlerhafte oder veraltete App ist eine Negativ-Werbung für das Unternehmen. Der Apple App Store bietet bereits eine sehr genaue Anleitung für die Gestaltung (developer.apple.com, 2015). Dies erhöht die Wahrscheinlichkeit gefunden zu werden. Auch Feedbacks zu Apps helfen, diese schneller und sicherer auszuwählen. Deshalb sollten Patienten motiviert werden, auch ein Feedback zu ihrer App zu geben. Denn je zufriedener ein Anwender ist, desto eher wird er diese App weiterempfehlen. Ein integrierter Button zur Weiterempfehlung ist somit auf jeden Fall sinnvoll.

Aussagekräftige Schlüsselwörter für die App können möglichen Anwendern dabei helfen, die App im Store leichter zu finden. Auch ist in den meisten Apps der untersuchten Kategorien der Mehrwert für die Pharmaunternehmen noch nicht zu sehen. Es gibt z.B. keine Wiederverschreibung von Medikamenten, die über die App gefördert wird. Die untersuchten Apps können noch nicht als informative Datenquellen z.B. für die Weiterentwicklung von Medikamenten oder zur Gewinnung von Daten über die Zielgruppe genutzt zu werden.

Zusammenfassend besteht noch viel Potential in der Weiterentwicklung der Apps sowohl bei der Adhärenz Förderung als auch der sektorübergreifenden Kommunikation. Ärzte, Apotheker und Krankenkassen sollten stärker in die Kommunikationsmöglichkeiten via Apps eingebunden werden, um die Verwendung neuer Technologien zu fördern und die Digitalisierung im Gesundheitssystem mitzugestalten. Auch für diese Zielgruppe sollte ein Mehrwert aus der Nutzung der App ersichtlich gemacht werden, um den Einsatz zu fördern. Deshalb ist es für Pharmaunternehmen wichtig, eine klare Strategie für den digitalen Markt zu entwickeln, Experten für die Gestaltung von Apps zu beauftragen und gegebenenfalls die Apps mit den eigenen Produkten zu verbinden. Die Apps sollten entweder eine direkte Verbindung zu einem Produkt haben wie die Philips-Treatment-App für Rückenschmerzen oder als Ergänzung zu einem Produkt einsetzbar sein wie bei der Empfängnisverhütung teilweise schon umgesetzt. Nicht für jedes Produkt und Erkrankung ist eine zusätzliche App notwendig. Alternativ können Pharmaunternehmen die Zusammenarbeit mit spezialisierten Start-ups oder Forschungsprojekten unterstützen, um zum Beispiel Nutzungsdaten zu sammeln. Die vorherige Einwilligung des App-Anwenders ist dabei notwendig.

Wenn eine App jedoch eine sinnvolle Ergänzung zu einem Medikament darstellt oder ein eigenständiges Medizinprodukt zur Förderung der Adhärenz oder Prävention ist, können Pharmaunternehmen und Medizinprodukte-Hersteller einen nachhaltigen Beitrag im Gesundheitssystem leisten.

Literaturverzeichnis

Allergopharma (Merck Gruppe). (28. 01 2015). Allergohelp Deutschland. www.allergopharma.de. Abgerufen am 31. 12 2015 von https://itunes.apple.com/de

Almirall Hermal. (05. 05 2014). Genuair Anwendungstipps. www.almirall.de. Abgerufen am 30. 12 2015 von https://itunes.apple.com/de

Aneculaesei, A. (08. 08 2013). *research2guidance.com*. Abgerufen am 02. 04 2016 von research2guidance.com: http://research2guidance.com/2013/08/08/pharma-companies-far-from-realizing-their-app-market-potential/

appyourself.net. (10. 01 2015). Abgerufen am 29. 01 2016 von appyourself.net: http://appyourself.net/de/blog/die-geschichte-des-smartphones/

Aristo Pharma. (12. 12 2014). Meine Pille Aristo. www.aristo-pharma.de. Abgerufen am 01. 01 2016 von https://itunes.apple.com/de

Bausch & Lomb. (02. 06 2015). Polleninfo. www.vividrin.de. Abgerufen am 31. 12 2015 von https://itunes.apple.com/de

Bayer Healthcare. (25. 07 2013). Pill Reminder+. www.pille.com. Abgerufen am 01. 01 2016 von https://itunes.apple.com/de

Bayer Pharma. (28. 02 2012). My Qlaira App. www.qlaira.com. Abgerufen am 01. 01 2016 von https://itunes.apple.com/de

Bayer Vital (Jenapharm). (13. 10 2011). Frau sein. www.meine-verhuetung.de. Abgerufen am 01. 01 2016 von https://itunes.apple.com/de

BDSG. (25. 02 2015). Von https://www.gesetze-im-internet.de/bundesrecht/bdsg_1990/gesamt.pdf abgerufen

BfARM. (10. 09 2015). *bfarm.de*. Abgerufen am 06. 02 2016 von bfarm.de: http://www.bfarm.de/DE/Medizinprodukte/Abgrenzung/medical_apps/_node.html

Bitkom Research. (2015). *bitkom-research.de*. Abgerufen am 22. 11 2015 von bitkom-research.de: http://www.bitkom-research.de/WebRoot/Store19/Shops/63742557/5512/871D/66D0/C7B E/CB7E/C0A8/2BB9/ABB5/BITKOM-Presseinfo_Smartphone_Nutzung_25_03_2015_final.pdf

bitkom.org. (31. 08 2015). Abgerufen am 29. 01 2016 von bitkom.org: https://www.bitkom.org/Presse/Presseinformation/Deutscher-App-Markt-knackt-Milliarden-Marke.html

Boehringer Ingelheim Pharma. (12. 05 2013). Silometer Husten-Tester. www.silomat.de. Abgerufen am 30. 12 2015 von https://itunes.apple.com/de

DAK. (22. 09 2015). *dak.de*. Abgerufen am 12. 01 2016 von dak.de: https://www.dak.de/dakonline/live/dak/formulare/leistungen/Checkliste_Fitness-_und_Gesundheits-Apps-1664782.html?/1664780/0

David Champagne, A. H. (01. 08 2015). *mckinsey.com*. (M. &. Company, Produzent) Abgerufen am 02. 04 2016 von mckinsey.com: http://www.mckinsey.com/industries/pharmaceuticals-and-medical-products/our-insights/the-road-to-digital-success-in-pharma

developer.apple.com. (14. 08 2015). Abgerufen am 29. 01 2016 von developer.apple.com: https://developer.apple.com/library/ios/documentation/LanguagesUtilities/Conceptual/iTunesConnect_Guide_DE/Chapters/FirstSteps.html

Dombi, J. (30. 09 2013). Abgerufen am 30. 12 2015 von atkearney.com: https://www.atkearney.com/documents/10192/2985971/CDR+-+Kearney+-+TSE+(Aug+5).pdf/437374c5-7344-4ae8-a656-9392dc0d43eb

Dr. Kade Pharma. (06. 11 2015). Dr. Kade RückenFit. www.kade.de. Abgerufen am 01. 01 2016 von https://itunes.apple.com/de

Dr. Martin Boeker, J. D. (2015). *tk.de*. (U. Freiburg, Hrsg.) Abgerufen am 07. 02 2016 von tk.de: https://www.tk.de/centaurus/servlet/contentblob/724464/Datei/143238/Studie-Gesundheits-und-Versorgungs-Apps.pdf

Draegerwerk. (11. 11 2015). Carina. www.draeger.com. Abgerufen am 30. 12 2015 von https://itunes.apple.com/de

Düsseldorfer Kreis. (14. 06 2014). Abgerufen am 31. 01 2016 von https://www.lda.bayern.de/lda/datenschutzaufsicht/lda_daten/Orientierungshilfe_Apps_2014.pdf

Erickson, A. K. (01. 11 2014). *pharmacist.com*. Abgerufen am 02. 044 2016 von pharmacist.com: http://www.pharmacist.com/mhealth-revolution-apps-technology-poised-transform-pharmacist-patient-relationship

Frees, W. K. (12. 10 2015). *ard-zdf-onlinestrudie.de*. Abgerufen am 02. 04 2016 von ard-zdf-onlinestrudie.de: http://www.ard-zdf-onlinestudie.de/index.php?id=535

Gentner, D. A. (03. 04 2014). *deloitte.com*. (Deloitte) Abgerufen am 02. 04 2016 von deloitte.com: http://www2.deloitte.com/de/de/pages/presse/contents/E-Health-Milliardenmarkt-kommt-in-Bewegung.html

GlaxoSmithKline. (10. 11 2015). Allergiehelfer. www.allergie-helfer.de. Abgerufen am 31. 12 2015 von https://itunes.apple.com/de

GlaxoSmithKline. (07. 01 2015). COPD App. www.luft-zum-leben.de. Abgerufen am 30. 12 2015 von https://itunes.apple.com/de

Grünenthal. (30. 09 2014). Pain Tracer. www.change-pain.de. Abgerufen am 01. 01 2016 von https://itunes.apple.com/de

Hexal. (14. 10 2014). mKalender. www.gynaekologie.hexal.de. Abgerufen am 01. 01 2016 von https://itunes.apple.com/de

Hexal. (15. 07 2015). Asthmahelfer. www.hexal.de. Abgerufen am 31. 12 2015 von https://itunes.apple.com/de

Hexal. (17. 12 2015). Med Planer. www.hexal.de. Abgerufen am 01. 01 2016 von https://itunes.apple.com/de

Hexal. (03. 6 2015). Pollenflugvorhersage. www.hexal.de. Abgerufen am 31. 12 2015 von https://itunes.apple.com/de

Hocoma. (09. 10 2015). Valedo. www.valedotherapy.com. Abgerufen am 01. 01 2016 von https://itunes.apple.com/de

HWG. (15. 04 2015). (HWG, Hrsg.) Abgerufen am 31. 01 2016 von http://www.gesetze-im-internet.de/bundesrecht/heilmwerbg/gesamt.pdf

Jenapharm. (07. 07 2015). Pillenalarm. www.jenapharm.de. Abgerufen am 01. 01 2016 von https://itunes.apple.com/de

Johnson & Johnson. (23. 11 2015). Livocab direkt Pollen-Alarm. www.allergieratgeber.de. Abgerufen am 31. 12 2015 von https://itunes.apple.com/de

Kantar Worldpanel. (09 2015). *kantarworldpanel.com*. Abgerufen am 22. 11 2015 von kantarworldpanel.com: http://www.kantarworldpanel.com/global/smartphone-os-market-share/

Kramer, D. U. (22. 06 2015). *www.tk.de*. (S. Universitätsklinikum Freiburg, Hrsg.) Abgerufen am 29. 01 2016 von www.tk.de: https://www.tk.de/centaurus/servlet/contentblob/724464/Datei/143238/Studie-Gesundheits-und-Versorgungs-Apps.pdf

Meda Pharma. (19. 04 2013). Pollenalarm. www.meda-deutschland.de. Abgerufen am 31. 12 2015 von https://itunes.apple.com/de

Meda Pharma. (04. 12 2015). Allergomanager. www.meda-deutschland.de. Abgerufen am 31. 12 2015 von https://itunes.apple.com/de

MedMedia Verlag und Mediaservice in Kooperation mit Pfizer. (20. 09 2013). Rauchfrei durchstarten. www.medmedia.at. Abgerufen am 30. 12 2015 von https://itunes.apple.com/de

Mepha. (27. 03 2014). Mepha. www.mepha.ch. Abgerufen am 28. 12 2015 von https://itunes.apple.com/de

MIBE. (30. 08 2015). Remember Me2 - Pillenwecker. www.pille-fuer-mich.de. Abgerufen am 01. 01 2016 von https://itunes.apple.com/de

MPG (Hrsg.). (31. 08 2015). Abgerufen am 31. 01 2016 von http://www.gesetze-im-internet.de/bundesrecht/mpg/gesamt.pdf

MSD. (09. 06 2015). Nuva-Ring . www.msd.de. Abgerufen am 01. 01 2016 von https://itunes.apple.com/de

Müller, J., & Consulting, R. W. (16. 06 2015). *nzz.ch*. Abgerufen am 03. 04 2016 von nzz.ch: http://www.nzz.ch/wirtschaft/unternehmen/apple-bleibt-platzhirsch-1.18563593

Nielsen. (01. 07 2014). *nielsen.com*. Abgerufen am 22. 11 2015 von nielsen.com: http://www.nielsen.com/us/en/insights/news/2014/smartphones-so-many-apps--so-much-time.html

Novartis Pharma. (16. 10 2015). Lauffeuer. www.luft-schaffen.de. Abgerufen am 30. 12 2015 von https://itunes.apple.com/de

Omega Pharma. (16. 12 2015). Meine biologische Uhr. www.femtest.de. Abgerufen am 01. 01 2016 von https://itunes.apple.com/de

Philips Consumer Lifestyle. (25. 11 2015). Philips Treatment. www.philips.de. Abgerufen am 01. 01 2016 von https://itunes.apple.com/de

pocketgamer.biz. (02. 04 2016). Abgerufen am 02. 04 2016 von pocketgamer.biz: http://www.pocketgamer.biz/metrics/app-store/categories/

Ratiopharm. (29. 08 2013). Pill reminder. www.ratiopharm.de. Abgerufen am 01. 01 2016 von https://itunes.apple.com/de

Ratiopharm. (02. 10 2013). Rückenschule. www.ratiopharm.de. Abgerufen am 01. 01 2016 von https://itunes.apple.com/de

Ratiopharm. (08. 04 2014). Pollen-Radar. www.ratiopharm.de. Abgerufen am 31. 12 2015 von https://itunes.apple.com/de

Research2guidance. (2013). *research2guidance.com*. Abgerufen am 22. 11 2015 von research2guidance.com: http://www.research2guidance.com/wp-content/uploads/2013/05/r2g_Top-10-mHealth-app-performance-Germany.png

Research2guidance. (11 2015). *research2guidance.com*. Abgerufen am 18. 03 2016 von research2guidance.com: http://research2guidance.com/r2g/r2g-mHealth-App-Developer-Economics-2015.pdf

Research2guidance. (07 2015). *www.research2guidance.com*. Abgerufen am 18. 03 2016 von www.research2guidance.com: http://research2guidance.com/wp-content/uploads/2015/07/Pharma-2015-PReview.pdf

Rottapharm Madaus. (05. 02 2015). Never Forget. www.rottapharm-madaus.de. Abgerufen am 01. 01 2016 von https://itunes.apple.com/de

Sanofi. (25. 03 2014). My Medico. www.mein.sanofi.de. Abgerufen am 31. 12 2015 von https://itunes.apple.com/de

Sanofi-Aventis (Zentiva). (27. 10 2014). Pill Reminder. www.zentiva.de. Abgerufen am 01. 01 2016 von https://itunes.apple.com/de

SCA Group & Novartis Consumer Health. (11. 05 2013). Pollenwarner. www.gesundheit.tempo.net. Abgerufen am 31. 12 2015 von https://itunes.apple.com/de

Stallergenes. (28. 03 2014). Allergy Track. www.allergienavigator.de. Abgerufen am 31. 12 2015 von https://itunes.apple.com/de

Steigerwald (Bayer Vital). (26. 10 2015). Magen-Guide. www.iberogast.de. Abgerufen am 28. 12 2015 von https://itunes.apple.com/de

Takeda. (17. 10 2014). Food4Gerd. www.food4gerd.com. Abgerufen am 28. 12 2015 von https://itunes.apple.com/de

TMG. (15. 07 2015). Abgerufen am 29. 04 2016 von https://www.gesetze-im-internet.de/tmg/BJNR017910007.html

Trommsdorff Arzneimittel; CYBERLINE. (04. 02 2012). Rückentipps. www.rueckeninformation.de. Abgerufen am 01. 01 2016 von https://itunes.apple.com/de

Universitätsklinikum Freiburg. (08. 06 2015). *tk.de*. Abgerufen am 12. 01 2016 von tk.de: https://www.tk.de/tk/beratungsangebote/kompetent-als-patient/bewusst-auswaehlen/723596

Urbia in Kooperation mit Steripharm. (20. 08 2015). Eisprungkalender-App. www.urbia.de; www.steripharm.de. Abgerufen am 01. 01 2016 von https://itunes.apple.com/de

UWG. (17. 02 2016). Abgerufen am 29. 04 2016 von https://www.gesetze-im-internet.de/uwg_2004/BJNR141400004.html

VivoSensMedical . (04. 10 2015). Ovula Facts. www.ovularing.com. Abgerufen am 01. 01 2016 von https://itunes.apple.com/de

walgreens. (2016). *walgreens.com*. Abgerufen am 17. 04 2016 von walgreens.com: www.walgreens.com/steps/brhc-loggedout.jsp

Zvei (Hrsg.). (03 2014). *www.zvei.org*. Abgerufen am 06. 02 2016 von www.zvei.org: http://www.zvei.org/Publikationen/Leitfaden-Mobile-Apps-in-der-Medizin.pdf

Eidesstattliche Erklärung

Ich versichere: Ich habe die Masterarbeit selbständig verfasst. Andere als die angegebenen Hilfsmittel und Quellen habe ich nicht benutzt. Die Arbeit hat keiner anderen Prüfungsbehörde vorgelegen.

Mir ist bekannt: Bei Verwendung von Inhalten aus dem Internet habe ich diese durch Angabe der URL zu kennzeichnen und das Abrufdatum anzugeben.

Zürich, 16. Mai 2016

Anhang

SCHRIFTENREIHE MASTERSTUDIENGANG CONSUMER HEALTH CARE

herausgegeben von Prof. Dr. Marion Schaefer

ISSN 1869-6627

ibidem-Verlag

Melchiorstr. 15

D-70439 Stuttgart

info@ibidem-verlag.de

www.ibidem-verlag.de
www.ibidem.eu
www.edition-noema.de
www.autorenbetreuung.de

www.ingramcontent.com/pod-product-compliance
Lightning Source LLC
Chambersburg PA
CBHW061836220326
41599CB00027B/5296